L'ORIENT

AU POINT DE VUE MÉDICAL

SES MALADIES RÉGNANTES

ET

LES EAUX MINÉRALES

DE

VICHY

APPLIQUÉES

AU TRAITEMENT QU'ELLES COMPORTENT.

Par le docteur E. BARBIER

EX-CHIRURGIEN DE LA MARINE IMPÉRIALE, CHARGÉ DE MISSIONS SANITAIRES EN ORIENT,
LAURÉAT DE LA FACULTÉ DE PARIS, MÉDECIN CONSULTANT AUX EAUX DE VICHY.

PARIS

RENOU et MAULDE

IMPRIMEURS DE L'ÉTABLISSEMENT THERMAL DE VICHY

RUE DE RIVOLI, 144

1862

L'ORIENT

AU POINT DE VUE MÉDICAL

SES MALADIES RÉGNANTES

ET

LES EAUX MINÉRALES

DE

VICHY

APPLIQUÉES

AU TRAITEMENT QU'ELLES COMPORTENT.

L'ORIENT

AU POINT DE VUE MÉDICAL

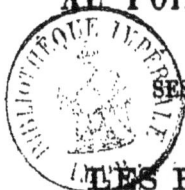

SES MALADIES RÉGNANTES

ET

LES EAUX MINÉRALES

DE

VICHY

APPLIQUÉES

AU TRAITEMENT QU'ELLES COMPORTENT.

Par le docteur E. BARBIER

EX-CHIRURGIEN DE LA MARINE IMPÉRIALE, CHARGÉ DE MISSIONS SANITAIRES EN ORIENT,
LAURÉAT DE LA FACULTÉ DE PARIS, MÉDECIN CONSULTANT AUX EAUX DE VICHY.

PARIS

RENOU et MAULDE

IMPRIMEURS DE L'ÉTABLISSEMENT THERMAL DE VICHY

RUE DE RIVOLI, 144

1862

PUBLICATIONS DU MÊME AUTEUR.

Mémoire sur les Eaux minérales de Vichy, ou Étude pratique sur les diverses affections qu'on y traite et les préjugés auxquels elles ont donné lieu. — Un vol. grand in.12.

L'Andalousie et les Andalouses. Souvenirs d'un voyage en Espagne. — Un vol. grand in-12.

L'Orient contemporain. Étude sur les mœurs, l'hygiène et l'art médical en Orient.

Mémoire sur les Eaux du Mont-Dore. — Brochure in-8°.

Étude sur la lithotritie, ses succès, son avenir. — Brochure in-8°.

Mémoire sur l'Allemagne hydro-minérale.

AVERTISSEMENT.

AUX MÉDECINS EXERÇANT EN ORIENT.

En publiant cette élude relative à l'utilité des eaux de Vichy, appliquées au traitement de certaines maladies caractérisant la constitution médicale de quelques contrées de l'Orient, notre but est de propager les progrès imprimés depuis quelque temps à la médication hydrominérale. Nous chercherons à détruire certains préjugés relatifs aux propriétés des eaux alcalines, opposées à ces maladies chroniques où l'hématose a subi de profondes atteintes et où toutes les fonctions languissantes vont s'épuisant insensiblement, sans qu'on sache souvent à quelle lésion imputer cet état organique. Dans ces pays ointains, où la médecine thermale est loin d'avoir tout le crédit qu'elle comporte, malgré les ressources puissantes qu'elle offrirait dans la série des affections chroniques qu'on y observe, nous ne saurions mieux faire que nous adresser aux médecins eux-mêmes, dont l'initiative féconde seule est capable de dissiper les préventions ou l'engouement répandu çà et là, et ouvrir ainsi la voie du progrès.

Nous n'aurons donc pas ici à insister sur l'importance d'un établissement thermal dont la haute réputation est fondée sur l'expérience lentement et froidement acquise, sur des applications si multipliées. Les faits se passent, d'ailleurs, de tout commentaire et sont d'éloquents interprètes. Le renom si étendu et si justement accrédité des eaux minérales de Vichy n'a nul besoin d'être discuté : l'opinion publique s'est prononcée, et nous n'insisterons pas davantage sur la valeur des principes minéraux qui les constituent, et dont on trouvera l'analyse exposée à la fin de ce travail. Nous signalerons seulement ici l'existence d'un principe, l'arséniate de soude, que les travaux de MM. Chevallier, Figuier et Blondeau ont constaté, et qui joue dans les eaux de Vichy un rôle important, qu'il importe de ne pas méconnaître ; les sources ferrugineuses, dont la découverte est récente, constituent également une ressource thérapeutique à coup sûr très-précieuse.

Nous désirons appeler l'attention des praticiens exerçant dans ces contrées, sur les résultats si concluants que l'on obtient du traitement thermal, surtout dans la série des maladies sous-diaphragmatiques, qui s'étalent à leur observation, et contre lesquelles échouent si souvent les efforts les mieux combinés, alors que, secondés par le traitement hydro-minéral, ils seraient suivis d'efficacité.

Nous nous occuperons ensuite des propriétés thérapeutiques des eaux de Vichy, appliquées à certaines maladies invétérées que l'on observe assez fréquemment en Turquie, telles que l'éléphantiasis, le bouton d'Alep, l'icthyose, qui donnent à la pathologie de ce climat une physionomie spéciale.

Les observations que j'ai pu recueillir pendant le long séjour que j'ai fait moi-même en Orient, les études, les réflexions que m'a suggérées le traitement de ces diverses affections, dont quelques-unes sont presque inconnues à notre climat, me confirment dans l'opinion que les eaux minérales de Vichy seraient d'un très-utile concours.

Utilisé soit à l'intérieur, soit en bains minéralisés par les sels de Vichy, ce mode de traitement, plus généralisé, peut ouvrir un nouvel horizon à la pratique médicale, dans les maladies chroniques où le praticien, au milieu des symptômes les plus variés, cherche à dégager cette inconnue que trahissent souvent les eaux minérales alcalines, même dans une de ces affections dont le diagnostic obscur, mis par elle en évidence, ouvre ainsi la voie du traitement et peut de là conduire à une guérison inespérée.

Le docteur E. BARBIER.

Vichy, 30 octobre 1862.

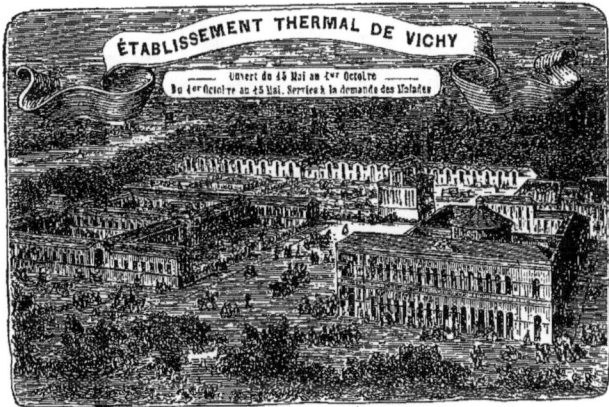

ÉTABLISSEMENT THERMAL DE VICHY

Ouvert du 15 Mai au 1er Octobre
Du 1er Octobre au 15 Mai. Service à la demande des Malades

L'ORIENT AU POINT DE VUE MÉDICAL

—

SES MALADIES RÉGNANTES

—

EFFICACITÉ DES EAUX

DE

VICHY

APPLIQUÉES AU TRAITEMENT QU'ELLES COMPORTENT

———

> Les eaux minérales sont un des plus puissants modificateurs de l'organisme, et des mieux appropriés à la délicatesse de nos organes. Toute maladie chronique qui résiste à leur action est incurable. (BORDEU.)

L'Orient, ce sol antique des vieilles civilisations, cette mère du monde, d'où tous les souvenirs surgissent à la fois, dont l'histoire est plus merveilleuse encore que la fable même de ses poëtes, semble aujourd'hui s'affaisser sous le poids des siècles qu'il supporte.

Les révolutions successives qu'ont subies ces contrées,

2

autrefois si opulentes, ont nécessairement amené un autre équilibre dans les conditions de milieu, d'hygiène, de climat, dont il importe d'apprécier les influences sur l'étiologie et l'évolution de certaines maladies régnantes, qui signalent la constitution atmosphérique et médicale d'un pays.

Dans une région tempérée et sur une terre remuée depuis longtemps par la civilisation, l'existence est surtout favorablement modifiée ; le climat s'améliore sensiblement, les travaux rendent plus habitables des lieux dont le séjour entraînait de sérieuses maladies, qui tendent à disparaître par l'assainissement des marais ou autres éléments morbides provenant d'autres principes. Plus les progrès civilisateurs se développent, plus l'état normal prévaut sur les altérations qu'il comporte, plus diminuent le nombre et la gravité des maladies selon les classes dans lesquelles elles rentrent ; enfin, les causes de maladies résultant d'influences sociales vont en diminuant, et ces influences déterminent généralement une amélioration très-notable sur l'ensemble de l'organisation humaine.

Mais en Orient (et il s'agit ici de la Turquie), où l'empire du Croissant est venu, pour ainsi dire, effacer ce sillon éducateur tracé par les Comnènes et les Grecs du Bas-Empire, le sol, ramené à sa constitution primitive, a repris l'empreinte de la nature libre, et les races déjà vieilles qui s'y sont établies subissent inévitablement l'influence de cette rétrogradation imprimée à tous les éléments, le milieu social, le climat, les maladies, la constitution atmosphérique et médicale. L'individu étranger ou indigène fléchit sous le poids de cet antagonisme persistant; il est abattu, adynamisé, et ses fonctions tendent à reprendre un autre équilibre.

Dans ces contrées, où jadis existaient des villes florissantes, des populations éclairées par le génie de la civilisation, se trouvent aujourd'hui des ruines, encore imposantes, que le temps semble avoir respectées, et qui servent de repaires aux tribus nomades, qui viennent y planter leurs tentes : Palmyre, Balbeck, Tyr, aujourd'hui Sour, l'antique et poétique Sidon, actuellement Saïda, sont, après tant d'autres, des preuves éclatantes qui témoignent de l'impuissance de la domination actuelle, en contraste avec la grandeur imposante des peuples qui ont précédé.

C'est qu'on sent partout répandu l'empire du Croissant, et avec lui ce dogme du fatalisme qui, livrant toutes choses à l'abandon, à l'incurie, a substitué au passé la solitude, la peste, l'insalubrité des marais, là où la Grèce avait prodigué les témoignages de son merveilleux génie. Cette situation rétrograde, antipathique à tout progrès, a produit nécessairement une révolution complète dans les mœurs, comme dans l'ordre physiologique. L'existence de l'homme, autrefois si avantageuse, si facile par l'harmonie des éléments et des milieux qui en assurent l'équilibre, est actuellement exposée à d'autres influences fâcheuses susceptibles de l'ébranler.

Les notions d'hygiène, de salubrité, à peu près méconnues en Orient, les préjugés religieux, qui entraînent des usages funestes, puis les institutions, qui, chez les Turcs, expriment les imperfections originelles de la race, aussi bien qu'elles attestent leur inaptitude à tout progrès, et tant d'autres motifs, n'ont pas été sans effet sur l'apparition de certaines maladies sans doute inconnues autrefois, et où le génie épidémique a pris assurément la plus large part. Les maladies sporadiques, endémiques, ont à leur tour exercé leurs atteintes, et, se développant dans quelques contrées particulières, suivant les circonstances diverses, toujours provenant des mêmes causes, ont pris un certain caractère de gravité,

Nous ne saurions entreprendre ici l'énumération descriptive de toutes les maladies qui sévissent en Orient, et dont plusieurs sont particulières à nos climats. Nous nous occuperons seulement de certaines affections chroniques que l'on observe dans quelques provinces, et qu'il nous a été donné d'observer nous-même, insistant spécialement sur celles où nous croyons que les eaux minérales alcalines de Vichy, prises soit en bains, soit en boissons, peuvent opérer des résultats favorables et seconder une médication souvent impuissante sans leur utile intervention.

Les sels minéraux extraits des eaux de Vichy pourront être, pour les malades que leur position de fortune empêche de se déplacer, un adjuvant avantageux, bien qu'ils ne puissent avoir la même énergie d'action que les bains d'eau minérale naturelle ; ils participent néanmoins, si l'on en juge par les résultats, de quelques-unes de leurs propriétés ; on ne saurait considérer ces sels préparés par la nature même comme des agents inertes ou dont l'action est identique à celle des sels du commerce. Le procédé

par lequel on les obtient, et que j'ai vu moi-même fonc-
tionner sous mes yeux, permet de supposer qu'ils ne sont
pas seulement constitués par un principe unique, le bicarbonate de soude, ainsi qu'on le croit communément ;
mais qu'en dehors de ce sel, les autres principes doivent
également subir l'influence de l'évaporation en grand, et
qu'en dernière analyse, le résidu est constitué par un
agrégat des éléments minéralisateurs des eaux alcalines
de Vichy, les différents sels que l'on y rencontre, le protoxyde de fer, et surtout l'arséniate de soude, existant, il
est vrai, en minime quantité, aussi bien que dans les eaux
du Mont Dore, ainsi que j'ai eu l'occasion d'en parler dans
un mémoire sur ce sujet, inséré dans le *Courrier médical*
du 16 août, et reproduit par d'autres feuilles périodiques.

On semble en effet méconnaitre l'action médicale de
l'arsenic ; il est encore aujourd'hui le champ des hypothèses, un arcane, qui soulève des craintes chimériques,
mais dont les résultats avantageux sont incontestables et
d'une puissance dont on n'a pas suffisamment apprécié
les effets, au détriment de nombreux malades, voués surtout aux affections les plus réfractaires.

La nature ne nous offre-t-elle pas cet agent tout préparé dans ses admirables laboratoires, comme pour témoigner de sa haute efficacité? Marchons donc avec plus de
confiance sur ses traces fècondes, et ne perdons pas de
vue que Vichy, comme le mont Dore, peut revendiquer
nombre de guérisons où l'existence de ce principe joue
un rôle important, qui mérite d'être pris en plus sérieuse considération.

J'ai pu recueillir dans ma pratique entre autres un fait très concluant à cet égard, dont l'observation a été reproduite par la *Presse médicale*, et qui témoigne de la puissance thérapeutique de l'arséniate de soude en dissolution dans les eaux minérales de Vichy. Nous reviendrons sur ce sujet important dans le cours de cette étude, pour démontrer toute l'efficacité que l'on est en droit d'attendre de cet agent, surtout dans ces affections si rebelles, aussi désespérantes pour le médecin que pour le malade, particulièrement, la phthisie pulmonaire et le rhumatisme noueux.

Malgré les opinions émises à cet égard, je suis porté à croire qu'on peut espérer de l'emploi des sels de Vichy, utilisés pour bains, des effets salutaires, des améliorations réelles, bien différentes de celles qui résultent des bains alcalins préparés avec le carbonate de soude du commerce. Nous exposerons dans le cours de cette étude des développements plus étendus sur ce sujet.

En attendant une nouvelle analyse de ces sels, obtenus par l'évaporation à chaud, analyse qui dissipera toute prévention sur ce point, le long usage et la grande consommation qu'on en fait depuis tant d'années ne sont-ils pas des preuves concluantes qui attestent leur efficacité et les recommandent à la sollicitude des praticiens comme des malades?

On ne saurait nous accuser ici de partialité ou de prévention futile, car, ainsi que je l'ai exprimé plus haut, il est bien entendu que, dans tous les cas, ces sels ne sauraient en aucune façon être substitués indifféremment

aux eaux minérales ; j'en appelle d'ailleurs à l'expérience,
sur laquelle on a tout lieu d'être édifié aujourd'hui,
comme à l'analyse chimique, qu'il importe de renouveler
principalement à l'égard des sels exclusivement destinés
aux bains , — ne serait-ce que pour atteindre les préjugés
auxquels ils ont donné lieu.

CONSIDÉRATIONS GÉNÉRALES.

On doit, dans l'appréciation des maladies, envisager surtout le milieu social et le climat. Une question médicale quelconque ne saurait être résolue qu'incomplétement, si l'on ne tient compte de ces conditions, qui s'exercent d'une façon permanente sur les individus isolés ou collectifs.

Les fièvres graves, qui se développent parfois dans nos climats, nous offrent à peu de chose près le tableau des maladies qui sévissent sous d'autres latitudes ; mais ce n'est là qu'un phénomène insolite, quelquefois effroyable, comme cette cruelle épidémie qui a parcouru l'Europe ; on ne saurait y voir un état morbide spécial, inhérent à la constitution habituelle de notre zone. C'est en appréciant l'échelle variée des nuances climatériques que l'on peut arriver à saisir les caractères que prennent les diverses maladies dans leur évolution ou leur intensité. L'étude de la climatologie comparée doit donc diriger celle des maladies, afin de parvenir à grouper les formes morbides selon les lieux et selon les temps ; avec ce procédé, qui signale l'origine de ces formes, on arrive ainsi à une appréciation plus exacte, plus complète des maladies.

En envisageant surtout le point de vue historique, on observe que la pathologie humaine a été caractérisée au début par des fièvres essentielles, des états morbides *totius substantiæ*; que ces, maladies primitives ont été à leur tour endémo-épidémiques, ayant déterminé ensuite l'apparition des individualités morbides qui ont plus tard rempli les cadres nosologiques. Dans ces quelques mots se résume tout le drame pathologique de l'Orient.

Aussi est-ce par l'étude des épidémies que l'on arrive à bien saisir les caractères qui marquent les spécialités de la pathologie; c'est en s'appliquant à étudier les influences du climat que l'on peut pénétrer l'évolution des maladies sporadiques qui en dépendent; c'est, en définitive, la plus large acception que l'on puisse attribuer aux études médicales, la généralisation, la méthode hippocratique imprimée à la science moderne.

En nous plaçant à ce point de vue, qui nous permet d'embrasser le tableau synoptique des nombreuses maladies existant en Orient, nous constatons que toutes, à peu de chose près, sont plus ou moins placées sous la dépendance du génie épidémique, que l'on peut considérer comme dominant, à certains égards, la pathologie de ces diverses contrées; nous trouvons, en second lieu, que la plupart de ces maladies dépendent aussi du type périodique pernicieux; en d'autres termes, nous dirons que beaucoup d'entre elles tiennent de ce principe morbigène, le miasme paludéen; elles empruntent plus ou moins de la cachexie palustre leurs traits caractéristiques, influence générale qui n'a pas toujours été suffisamment appréciée et qui peut être le point de départ de nouvelles recherches au sujet du traitement, où l'emploi des eaux minérales de Vichy est, j'en ai la conviction, appelé à ouvrir un horizon nouveau et surtout fécond en résultats.

CONSIDÉRATIONS SPÉCIALES.

CACHEXIE PALUDÉENNE.

> Parmi les maladies des voies digestives, il n'en
> est pas où les baigneurs même ne fassent plus
> de cures que les plus grands maîtres qui n'emploient
> pas les eaux. Pris intérieurement, ce remède
> travaille peu à peu, heurte à toutes les
> portes, dégage tous les sécrétoires.
>
> (BORDEU.)

Nous venons de tracer la voie que nous avons à suivre dans cette étude ; nous la poursuivrons résolument, signalant les découvertes des hommes qui font autorité dans la science, exposant nos convictions, fondées sur les données les plus récentes de la médecine thermale, nous attachant à combattre les préjugés hantés, soit par la spéculation, soit par quelques individualités timides qui, à défaut d'idées personnelles, rampent sur des traces oubliées dont le temps et les progrès ont fait justice.

Il est en effet difficile à tout observateur de ne pas être frappé de cette tendance qui affecte l'esprit humain, à revenir, après un certain temps, aux idées abandonnées ;

sorte de manie stéréotypée de s'agiter toujours dans le même cercle : ce que les anciens, nos initiateurs et nos maîtres, avaient caractérisé sous l'emblème d'un serpent qui se mord la queue, symbole dont la vérité nous offre à notre époque de si nombreuses applications, signalées encore par cette prévision du poëte latin : *Multa renascentur quæ jam cecidere...*

Au milieu de cette agitation des systèmes, qui depuis soixante ans se sont succédé dans le monde médical, la médecine thermale, qui, elle aussi, a eu ses mauvais jours, est restée du moins étrangère à cette tendance rétrograde, en ce sens qu'elle a pu profiter de ses erreurs pour marcher insensiblement d'un pas plus assuré dans la voie des innovations fécondes, qui sont devenues de véritables conquêtes pour la science. Cette rectitude dans sa marche est fondée en effet sur la nature même lui servant de guide, les eaux minérales, qui, appliquées intempestivement, ne tardent pas à produire des effets dont les atteintes sur l'organisation sont des avertissements d'une haute portée, qui ramènent le médecin égaré dans la voie d'une pratique plus sage, assurée, — peut-être susceptible d'exagération, — mais non de revirements rétrogrades ou de réaction violente. Nous pouvons ainsi affirmer que la théorie chimique, par exemple, qui a soulevé, à une certaine époque, tant de discussions orageuses et réuni tant de suffrages à Vichy, est désormais ruinée par ses nombreux abus et les victimes qui ont signalé son existence dans la pratique médicale.

Cette théorie a eu néanmoins son utilité, en ce sens

qu'elle a, par ses résultats même, imprimé à la médecine thermale une impulsion beaucoup plus rationnelle, et plus sûre dans ses applications. Elle a jeté une vive lumière sur les faits cliniques et préparé l'avénement de la méthode actuelle, si puissante et d'une portée si féconde dans ses effets ; car elle a pour point de départ l'influence physiologique des eaux minérales sur les divers organes de l'économie, à l'état sain ou malade, et les changements fonctionnels survenus dans leur administration. Il y a loin de ce point de vue généralisateur à cet agent essentiellement alcalin, base de la méthode chimique, si restreinte dans son application, n'envisageant qu'un seul élément, le bicarbonate de soude, faisant si bon marché de la *chimie vivante*, toujours au profit de l'organe, mais au détriment du malade et de la maladie.

Je passe de cet exposé à l'étude de la cachexie paludéenne, affection si répandue en Orient, et d'autant plus importante que les fièvres intermittentes dominent en quelque sorte la pathologie de ses diverses contrées.

Au point de vue de l'étymologie, le mot *cachexie* désigne un état dans lequel toute l'habitude du corps est manifestement altérée; on l'emploie généralement pour signaler une altération profonde de la nutrition, caractérisée par l'œdème ou la bouffissure des tissus et leur infiltration, une teinte jaune ou plombée de la peau, un sang trop aqueux et un état de langueur générale. La cachexie paludéenne, résultant des fièvres intermittentes simples ou pernicieuses, dues à l'empoisonnement paludéen, a donc pour caractère cette altération profonde dans laquelle persistent encore certaines lésions fonctionnelles, comme l'hypertrophie de la rate ; puis cet état d'amaigrissement ou de bouffissure de la face, la flaccidité des chairs, la lenteur de la démarche, aussi bien que l'absence d'énergie physique et intellectuelle, ou l'abattement, la prostration des forces. Ce n'est point, à proprement parler, la maladie elle-même, mais son état consécutif, où l'économie tout entière semble être entreprise.

L'une des lésions, persistant après l'évolution morbide qui l'a produite, est l'engorgement de la rate, au même titre que l'anémie, la chloro-anémie, et avec elles les troubles de toutes les fonctions digestives. La cachexie paludéenne est donc un état très-complexe, embrassant un large horizon, résumant à elle seule plusieurs autres affections, et dont l'étude est d'autant plus importante que les maladies paludéennes, en Orient, absorbent presque toutes les autres, et que les hypertrophies de la rate y prennent des dimensions remarquables. Cette circonstance, qui n'a peut-être pas été envisagée avec tout l'intérêt qu'elle comporte, n'est point étrangère à l'existence des constitutions ou tempéraments lymphatiques, des affections scrofuleuses, qui l'emportent beaucoup sur les autres constitutions, et dont on observe tant d'exemples dans les grands centres de population, comme Trébizonde, Constantinople, la côte de Syrie et le littoral de l'Égypte.

Là où abondent les terrains paludéens, comme le littoral de l'Anatolie, dans la mer Noire, l'ancien royaume de

Mithridate, le pachalick de Trébizonde et beaucoup de régions des côtes de Syrie, le type inflammatoire franc est assez rare, et le plus souvent l'élément palustre, qui revêt des formes diverses, cache ses véritables caractères sous le masque d'affections névralgiques, ou névroses variées.

L'empoisonnement paludéen, dans ces contrées, se traduit ordinairement par des accidents intermittents à type tierce, double tierce ; mais, à certaines époques, le type quotidien est assez fréquent. Lorsque l'intoxication a été violente, subite, elle est accusée par des accidents continus d'abord, qui deviennent ensuite rémittents, pour se terminer intermittents. C'est cette évolution qu'il m'a été donné d'observer souvent en Syrie, à Lataquié, l'antique Laodicée, à Mersina, port de Tarsous, et Alexandrette, port d'Alep. Beaucoup d'habitants, dans ces localités, sont affectés d'ophthalmies, qui trahissent assurément l'existence des fièvres larvées, caractérisées par certaines fluxions oculaires, un gonflement de l'œil, avec photophobie et une supersécrétion de larmes; ces fièvres larvées éveillent l'idée du type tierce, qui les provoque souvent, et que l'on observe d'ailleurs très-fréquemment dans ces contrées.

Les dyssenteries, qui y sévissent avec ténacité, témoignent encore de leur nature paludéenne par les bons effets qui résultent de l'emploi des purgatifs et du quinquina, quand la médication antiphlogistique échoue, et serait d'ailleurs suivi de résultats funestes. Les diarrhées qu'on y observe présentent ordinairement le caractère atonique.

L'inflammation du poumon et la pleurésie ne s'observent guère que dans la Turquie d'Europe, surtout pendant les hivers rigoureux ; mais on peut considérer ces affections comme exceptionnelles dans les contrées précédentes, et la phthisie pulmonaire comme une maladie presque insolite en Syrie, sur le littoral, où règne habituellement le type fébrile intermittent. Ce n'est là que le résultat de cet antagonisme morbide signalé par M. Boudin, entre la consomption pulmonaire et l'élément paludéen, antagonisme tel que ce dernier devient le moyen prophylactique assuré de la phthisie pulmonaire.

D'après cet exposé rapide, qui résulte d'observations réitérées, on voit que la constitution pathologique de certaines contrées de l'Orient est sous l'empire de l'intoxication paludéenne, fièvres intermittentes simples ou pernicieuses, et que la cachexie palustre qui en résulte est généralement répandue dans ces différents centres de population. Aussi manifeste-t-elle son influence par les troubles les plus variés des fonctions digestives, de l'hématose, et du double système nerveux.

On ne doit pas oublier, en effet, que la circulation capillaire est assujettie à l'influence directe de l'innervation, qui la ralentit ou l'active ; que le système nerveux de la vie organique, le grand sympathique, exerce ici une action importante à noter ; son influx nerveux vient-il à s'altérer, les vaisseaux capillaires en subissent l'effet immédiat ; ils se dilatent, il y a stase du sang dans leur intérieur : de là des congestions, dont la ténacité provoque cet engorgement de certains organes, et, dans le cas particuculier, de la rate, dont l'hypertrophie persistant peut à elle seule entraîner tous les troubles variés qui sont surtout l'apanage de la cachexie paludéenne.

A un état morbide aussi complexe, espérera-t-on remédier par le quinquina, le sulfate de quinine et tous les antipériodiques? Ces médicaments exerceront une action efficace sur l'élément fébrile intermittent, pourront bien à la rigueur, à doses moins fortes, agir comme toniques, et produire des résultats avantageux, mais qui, toutefois, ne dépassent pas certaines limites. L'usage quelque peu prolongé est d'ailleurs ici bien près de l'abus, et avec lui tous les mécomptes qui signalent l'humiliation des insuccès les plus déplorables.

Que de victimes n'a-t-on pas à enregistrer dans ces contrées marécageuses où le type intermittent trahit chez les malades son génie persistant malgré l'intervention puissante des médicaments antipériodiques? Ceux-ci ne s'adressent guère en effet qu'au phénomène fébrile, à la périodicité, et c'est assez : administrés exclusivement, ils ne sauraient répondre aux exigences d'une affection aussi complexe, et surtout en effacer les suites, qui se résument dans cet état général où l'organisation tout entière est en souffrance : la cachexie paludéenne. — Le sulfate de quinine, par son usage trop prolongé, entraîne à son tour des accidents sérieux qui viennent compliquer les symptômes auxquels on l'oppose, et qu'il faut aussi combattre, en sorte que le praticien se trouve enlacé dans un cercle vicieux dont il a peine à sortir.

Les hémorrhagies de cause splénique et résultant du

retrait trop rapide de la rate engorgée, produit par le sulfate de quinine, sont imminentes et, une fois déclarées, deviennent souvent mortelles. De là résulte l'indication de prolonger les intervalles des époques auxquelles on administre le sel antipériodique Mais, d'un autre côté, réapparition de l'engorgement splénique, et avec lui persistance des phénomènes multiples qui caractérisent toujours la cachexie. Le médecin alors, souvent désespéré, ne sachant plus à quel endroit frapper, reste à bout de ressources voyant son impuissance trahie, ainsi que le fait m'est survenu, pendant un séjour de courte durée en Algérie, aux environs d'Oran.

Ayant eu l'occasion d'y traiter quelques malades, minés dès longtemps par la fièvre intermittente et des névralgies diverses, résultant de l'abus du sulfate de quinine, j'employai successivement, et presque sans résultats, le quinquina pulvérisé délayé dans du café noir sucré au goût du malade, puis les préparations arsenicales suivant la méthode de M. Boudin.

Je ne puis, à mon grand regret, insister sur leur emploi, malgré la haute confiance que j'ai pour cette médication ; mais les malades ne présentaient pas les conditions favorables à leur administration. J'en vins alors à l'usage de l'hydro-ferro-cyanate de potasse et d'urée, que je prescrivis à la dose de 2 et 4 grammes dans une potion appropriée. Sur cinq cas que j'avais à traiter, je notai deux succès, non rigoureux, mais relatifs, et trois insuccès.

A mon retour en Algérie, voyant l'insuffisance de mes efforts, j'eus l'idée d'envoyer ces cinq malades aux eaux thermales de la Reine, près Oran, eaux chlorurées sodiques thermales, qui n'étaient peut-être pas d'une indication spéciale dans cet état de cachexie palustre, mais cependant produisirent encore des résultats favorables, ce fut pour moi un trait de lumière, et j'arrivai à prescrire, sans hésitation, les eaux minérales de Vichy, d'où ces cinq malades revinrent dans un état de guérison radicale, et je puis dire inespéré.

L'hypertrophie de la rate, ce phénomène persistant contre lequel se heurtent les antipériodiques, est donc la source intarissable de tous les accidents variés qu'entraîne après lui l'empoisonnement palustre : troubles de l'hématose, anémie, chloro-anémie, névroses des voies digestives, névralgies diverses, tendance aux hémorrhagies graves, dépendant d'une anémie spéciale, sans doute en rapport avec la présence dans le sang du liquide sanguiforme que contient la rate. Telle est la série assez étendue des affections qui, toutes, aboutissent à la cachexie paludéenne.

A un état général aussi grave, si complexes, où toutes les fonctions sont pour ainsi dire en cause, n'est-il pas rationnel de songer à une médication dont les effets généraux sur l'économie malade possèdent toute l'étendue possible ; viennent, ainsi que le dit Bordeu, *heurter à toutes les portes* et dégager de la sorte les obstacles qui enrayent le balancement des forces ?

Ce but ne saurait être mieux atteint que par les eaux minérales en général, et dans le cas particulier par les eaux thermo-minérales de Vichy. On ne nous supposera pas ici la prétention de vouloir condamner la médication fondée sur les antipériodiques et le sulfate de quinine, ce qui serait au moins une énormité dérisoire. Nous la considérons, au contraire, comme indispensable, même dans le traitement de la cachexie palustre ; — seulement nous voulons établir que le quinquina et tous les fébrifuges ne sauraient à eux seuls remédier à cette altération profonde portée à la nutrition, à cet état d'abattement et de prostration des forces. Leur administration exclusive n'a que des effets pour ainsi dire temporaires, par la nécessité où l'on est d'éloigner de plus en plus les intervalles. Dans les accès pernicieux, on les prescrit souvent à haute dose, ainsi que M. Bretonneau l'a fait avec succès ; mais ils agissent alors comme un coup de feu qui fait balle, et leur action n'est pas susceptible d'une bien longue échéance. Le symptôme dominant, l'engorgement de la rate, ne tarde pas à se reproduire, et avec lui tous les accidents qu'il entraîne. D'ailleurs, le retrait trop rapide de l'organe hyperémié, c'est un fait acquis à la science, exerce encore une fâcheuse influence sur l'apparition de ces hémorrhagies dont nous avons parlé plus haut.

Si donc les antipériodiques possèdent une action spécifique indubitable, et s'ils déterminent l'amendement rapide des symptômes, ils sont impuissants à atteindre les effets consécutifs de l'intoxication paludéenne, la cachexie palustre. Le fer, à son tour, offre ses dangers ; son usage a besoin d'être attentivement surveillé, particulièrement chez les femmes. Nous reviendrons sur ce point important. Les toniques, sous toutes les formes, ont, comme le fer, leur indication; à dose réfractée, le sulfate de quinine ou le quinquina agissent dans ce sens.

Mais tous ces médicaments, dont la matière médicale est si riche, n'ont qu'une action restreinte, parce qu'ils ne pourraient être prolongés assez longtemps pour produire des résultats sûrs et persistants; il faut en varier l'emploi, ou les suspendre; et tant que persiste l'hyperthrophie de la rate, dont la récidive est fréquente, la cachexie survit, pour attester l'impuissance des moyens dirigés contre elle.

A une affection ainsi généralisée, où tous les systèmes organiques sont en souffrance, il faut donc, je le répète, une médication plus étendue, qui s'adresse à l'organisation tout entière; et dans cette circonstance, la nature nous la présente préparée de toutes pièces dans les eaux minérales de Vichy, qui, par leur composition et les éléments divers qu'elles renferment, constituent pour ainsi dire un cercle hydrologique complet; on y trouve en effet réunis tous les principes qui existent dans les eaux des nombreux établissements thermaux de France : le soufre, le fer, l'arsenic, le gaz carbonique, tous éléments qui, en quantité plus ou moins notable, constituent les différentes variétés des sources thermo-minérales de l'Europe Ce fait nous permet d'apprécier de suite toute la haute portée que possèdent les eaux de Vichy, et le rang élevé qu'elles occupent en médecine thermale. Il ne nous reste plus qu'à préciser leur administration et le degré d'efficacité qu'elles comportent dans a .cction qui nous occupe.

Appliquées en bains ou en boissons, leur action énergique ne sera suivie d'aucun insuccès, surtout dans la cachexie paludéenne, dès qu'elles seront employées avec méthode et sagacité, condition essentielle sans laquelle on s'expose à subir les plus fâcheux insuccès. Il ne faut pas perdre de vue, en effet, que les eaux de Vichy constituent un médicament dont la puissance et l'activité ont besoin d'être attentivement surveillées par le médecin traitant; et si celui-ci est le prêtre du temple, suivant l'expression d'Alibert, ce n'est qu'autant qu'il apportera une sollicitude constante à la direction du malade, dont il dissipera les préventions par des avis éclairés, qui le préserveront des abus, et des dangers qu'ils entraînent.

Comment donc les eaux minérales de Vichy, pour atteindre, améliorer ou rétablir tant de fonctions organiques perverties, opéreront-elles? quel sera leur mode d'action dans cet état général, la cachexie palustre, où tous les systèmes sont intéressés? Pour se faire une idée précise de leur portée dans cette circonstance, nous ne devons pas perdre de vue ce que nous avons établi précédemment : à savoir, que les eaux de Vichy, comparées aux autres sources minérales de la France et de l'Europe, constituent en quelque sorte un cercle hydrologique parfait, sauf les proportions plus ou moins notables des principes minéraux : nous pourrions même ajouter, qu'on nous passe cette expression, un tableau synoptique de médications les plus variées.

Pour pénétrer davantage dans le fond du sujet, il faut avoir présente à l'esprit toute l'étendue d'action que comportent les eaux minérales en général; question que M. Patissier, dans ses recherches sur leurs effets thérapeutiques, a généralisée en ces termes : « Les eaux minérales, dit-il, agissent particulièrement sur deux vastes surfaces : sur la muqueuse gastro-intestinale et sur tout l'appareil tégumentaire. Elles excitent ces deux membranes, qui, à leur tour, réagissent sur les autres organes, liés avec elles par de nombreuses sympathies; activent leurs fonctions et modifient leur vitalité. » Ces quelques paroles d'un observateur consciencieux suffisent pour nous initier au mode d'action des eaux minérales de Vichy, et nous démontrer toute l'efficacité qu'on est en droit d'en attendre dans la cachexie paludéenne. Nous n'aurons plus à redouter dans leur application, les effets fâcheux que nous signalions plus haut au sujet des médicaments antipériodiques : le retrait trop rapide de la rate hypertrophiée par l'action du sulfate de quinine, et les hémorrhagies consécutives, puis la série des accidents qui résultent des doses élevées, ou de la saturation quinique, après un long usage; les troubles du côté de l'encéphale, la titubation, vertiges, la surdité passagère, les troubles de la vue et quelquefois l'amaurose incomplète. Nous avons dit ailleurs que nous avions été témoin des nombreuses ophtalmies qui existent dans certaines régions de l'Orient, la côte de Syrie, le littoral de la mer Noire depuis l'embouchure du Bosphore jusqu'à Trébizonde. Cette affection n'est peut-être pas étrangère à l'usage abusif de la qui-

nine et de ses sels. Bien souvent j'ai eu l'occasion d'en
proscrire l'emploi, chez de malheureux malades auxquels
on les avait ordonnés sans discernement, et j'y suppléais
par les toniques ou la médication arsénicale, dont j'ai obtenu de bons effets dans ce cas.

Les eaux minérales de Vichy exerceront-elles leur influence directe sur l'organe malade, la rate hypertrophiée,
par exemple? La doctrine organicienne, dont l'horizon
restreint n'envisage que des organes et des fonctions,
nous répondrait peut-être par l'affirmative ; mais la médecine thermale, dont le champ est beaucoup plus étendu
et comporte un esprit plus généralisateur, nous ramène
dans le domaine du vitalisme, qui a survécu aux prétendues révolutions de la médecine.

C'est au point de vue de cette saine doctrine hippocratique que nous sommes ici contraint d'envisager l'action
des eaux minérales de Vichy, et c'est véritablement elle
qui a contribué à ruiner la théorie chimique, peut-être
à l'insu de quelques praticiens, imbus d'opinions opposées.

Ce n'est donc point à l'organe malade que les eaux de
Vichy iront d'abord porter atteinte; et ce fait, fondé sur
des observations qui ne se sont jamais démenties, témoigne plus qu'on ne saurait croire de toute la sécurité
qu'elles doivent inspirer au praticien quant à la persistance de leurs salutaires effets. Ces eaux agiront sur
les grandes surfaces de l'économie en premier lieu; elles
porteront leur action sur l'ensemble des organes et leurs
fonctions, pour atteindre plus tard l'organe malade; par

leur action stimulante, elles ranimeront les fonctions de la peau, réveilleront la tonicité générale, et surtout activeront les fonctions digestives, qui semblent pour ainsi dire éteintes dans la cachexie paludéenne ; puis, après avoir ainsi *heurté à toutes ces portes*, elles iront dans un temps plus ou moins éloigné, toujours avec lenteur, mais avec certitude, s'attaquer à l'organe malade, dont l'engorgement ne se résout quelquefois que longtemps après le rétablissement de l'économie malade.

Mais un fait capital, et qui domine toute la médication, est cette impulsion physiologique imprimée aux voies digestives, qui, sous l'influence des eaux, ne tardent pas à se rétablir, et avec elles toutes les fonctions de nutrition, la restauration des forces ; la peau à son tour reprend son énergie fonctionelle et manifeste ce résultat par des réactions vitales très-sensibles. Tous les organes sécréteurs enfin en éprouvent un retentissement salutaire, accusé par une stimulation notable et le changement survenu dans les liquides de l'économie.

Tous les malades en but à la cachexie palustre sont exposés à ces troubles permanents et variables dans leur intensité auxquels on a donné le nom de *dyspepsie*, à laquelle nous pourrions ajouter le mot *paludéenne*, tant elle est opiniâtre et rebelle à tous les agents de la thérapeutique.

La dyspepsie est une affection caractérisée par des digestions laborieuses, pénibles, sans altération organique. Est-ce une névrose ? Cette question n'est pas douteuse pour certains auteurs, dont l'autorité en médecine est

4

reconnue ; ce n'est pas ici le lieu d'agiter cette discussion :
nous dirons seulement que, parmi les dyspepsies, il en est
qui sont entretenues par une disposition spéciale de l'organisme, et dénuées de tout caractère nerveux ; d'autres
qui sont en apparence essentielles et sur lesquelles prédomine l'élément nerveux ; elles sont de véritables névroses, et la dyspepsie *paludéenne* est de ce nombre : c'est du
moins notre manière de voir. Nous ajouterons que c'est
précisément sur ce genre de dyspepsie symptomatique de
l'élément palustre que les eaux minérales de Vichy ont le
plus de prise ; elles y trouvent presque à coup sûr une
amélioration rapide. Nous insisterons sur ce résultat, car
le praticien ne doit pas perdre de vue que, dans cette affection si complexe, la dyspepsie devient le point de mire
qu'il doit surtout envisager, attendu que le rétablissement des voies digestives doit être le but de la thérapeutique, et, dans le cas particulier, l'élément initial qui
ouvre la voie au succès du traitement.

Nous arrivons ensuite au mode d'administration des
eaux minérales. Dans la cachexie palustre elles doivent
surtout être prises en boisson, à la dose de trois, quatre
et six verres par jour, suivant les indications ; on peut
également les prescrire en bains, mais avec réserve, car
il est d'observation qu'elles déterminent quelquefois le
retour des accès ; si toutefois les phénomènes fébriles
ont disparu depuis longtemps, les bains pourront être
utiles, et même favoriser beaucoup le rétablissement, en
les prescrivant de deux jours l'un, et à la condition d'en
surveiller attentivement les suites.

Nous ferons observer ici que les eaux de Vichy agissent surtout avec efficacité lorsqu'elles sont administrées à faible dose; et dans l'affection qui nous occupe, il ne faut pas perdre de vue leur puissance, comme médicaments, d'une énergie qui nécessite une sage et prudente réserve dans leur emploi; prise d'ailleurs à faible dose, l'eau minérale favorise l'absorption des principes qu'elle tient en dissolution, lorsqu'une dose élevée en paralyse les effets, attendu que l'excès de ces principes est éliminé en pure perte par les urines hors l'économie, qui s'en décharge par cette voie.

L'un des caractères de la cachexie est l'abaissement des globules du sang, ou la diminution de l'hématosine qui renferme le fer normal, indispensable à l'état physiologique : les eaux *ferrugineuses* de Vichy sont donc surtout indiquées; la source de Mesdames, celle des puits Lardy et d'Hauterive, qui contiennent une notable proportion de ce principe, seront très-utilement employées dans ce cas. Ajoutons que la source de Mesdames renferme une certaine quantité d'arséniate de soude, 3 milligrammes par litre, principe qui leur communique une action efficace dans l'état cachectique, surtout de nature paludéenne; nous savons en effet toute la puissance de la médication arsénicale opposée aux suites de l'empoisonnement palustre, et les expériences de M. le docteur Boudin sur ce point ne laissent aucun doute aux praticiens.

Le fer existe dans la source de Mesdames à l'état de protoxyde, uni au manganèse, à la dose de 26 milligrammes; mais, je le répète, c'est à faible dose qu'on en prescrira les eaux, car le fer n'agit pas à l'instar d'un agent chimique ; c'est en déterminant sur l'économie un effet dynamique, un acte vital, et pour qu'il devienne assimilable la dose doit être minime, autrement il devient un corps inerte, bientôt expulsé comme étranger à l'organisation ; les bains seront administrés conjointement, mais avec réserve, de deux jours l'un, et lorsque toute imminence d'accès aura disparu.

La médication thermale ainsi prescrite sera utilement secondée par les préparations de quinquina ou le sel de quinine ; pourtant, si des accidents consécutifs se sont déjà produits chez les malades soumis à l'action des antipériodiques, on ne doit pas hésiter à y renoncer et recourir à l'emploi des arsénicaux, administrés suivant la méthode de M. Boudin, mais à dose plus faible. On ne doit pas oublier que l'arsenic qui se trouve dans nos eaux minérales est un des plus puissants modificateurs de l'organisme, et la quantité assez minime qu'elles renferment suffit néanmoins pour produire des résultats curatifs indubitables ; que si l'on observe la nécessité des antipériodiques, leur usage sera prescrit avec beaucoup de réserve et à dose réfractée, car il ne faut pas perdre de vue la puissance de la médication thermale, qui a le pas sur toutes les autres ; ce n'est qu'à titre d'adjuvants que d'autres médicaments pourront intervenir, et sous ce point de vue sauvegarder les malades des dangers qui peuvent résulter d'un trop long usage, et des doses élevées que nécessite leur administration exclusive.

Mais si, par le fait de la chronicité, il existe déjà une

lésion organique appréciable de la rate ou du foie, qui à son tour est aussi intéressé dans la cachexie paludéenne, par suite de la sympathie qui unit ces deux organes, il est bien entendu que la maladie n'est plus tributaire des eaux minérales, qui dans ce cas doivent être sévèrement interdites.

Tel est le point de vue sous lequel on doit envisager la médication thermale de Vichy dans l'affection qui nous occupe ; cette méthode, qui préside à l'usage des eaux, n'a pas toujours été considérée avec toute l'impartialité désirable. Bien des préjugés, qu'à une autre époque j'ai moi-même enregistrés et partagés, se sont répandus dans le monde médical, et de là parmi les malades, sur l'action altérante, alcaline de ces eaux. Préjugés issus de la spéculation, de la malveillance ou des abus nés de la théorie chimique, préconisant alors la méthode de boire à outrance : ils ne méritent plus aujourd'hui le moindre crédit aux yeux des praticiens sérieux, qui fondent leurs opinions sur la pratique et l'observation consciencieuse des faits.

J'ai été moi-même imbu de ces préventions d'autant plus fâcheuses qu'elles partaient d'une région plus élevée dans l'enseignement médical. J'ai été, comme tant d'autres, suspendu à cette parole brillante, féconde, qui avait le secret de nous charmer, nous entraîner et nous faire adopter ses opinions, ou ses déportements lancés à cette époque contre les thermes de Vichy ; depuis, l'illustre professeur a modifié ses convictions sur ce point. Souvent inconséquent avec ses idées personnelles, il est moins exclusif que ne l'attestent ses décisions ; que de fois, comptant sur sa prestigieuse parole, n'a-t-il pas changé de camp? Je ne partageai toutefois ces opinions émises avec éclat qu'avec une certaine défiance, qui s'est résolument dissipée devant l'évidence des faits nombreux recueillis avec tant de soins par nos confrères exerçant à Vichy, et les observations qu'il m'a été donné de faire moi-même à l'établissement thermal et qui fondent désormais mes convictions; — surtout au sujet de la cachexie palustre.

Depuis nous avons tous pu vérifier que M. Trousseau est le chef de cette école de l'exagération d'où il a su s'élever à un vaste éclectisme, grâce à sa puissante imagination, qui l'entraîne quelquefois dans de tortueux méandres, mais dont les contours sont embellis par les plus brillantes couleurs. Qu'est devenue en effet cette orageuse discussion soulevée par lui à l'Académie, sur les congestions cérébrales apoplectiformes, et dans laquelle le combat finit, qu'on me passe cette expression, faute de combattants? M. Trousseau avait abandonné la place, et tout se dissipa comme une vaine fumée sans laisser la moindre trace. Nous retrouverons encore l'illustre professeur dans l'exposition suivante des autres maladies que nous avons observées en Orient, et où nous considérons l'action des eaux de Vichy comme très-efficace, et dans quelques cas suivie de guérison imprévue, si l'on sait suffisamment insister sur leur administration, dans ces maladies chroniques qui, souvent rebelles à toutes ressources, exigent un traitement thermal également chronique.

CACHEXIE HÉPATIQUE.

Les affections endémiques, dans certaines contrées de l'Orient, les côtes de Syrie et d'Egypte, les côtes méridionales de la mer Noire et de la Roumélie, ont leur principe dans l'influence même du climat, qui embrasse la chaleur atmosphérique, l'humidité du sol, produite par le rayonnement nocturne, inévitable sous un ciel sans nuage, et l'élément paludéen, qui semble dominer la constitution médicale dans presque toutes ces localités. A cet égard, je crois qu'on a fait jouer au prétendu miasme fébrifère un rôle beaucoup trop important : ce n'est point, ainsi qu'on le pense généralement, un agent toxique résultant de détritus organiques répandus dans l'air. Je crois, ainsi que l'a émis le docteur Burdel, que l'effluve paludéenne ne résulte pas davantage des plantes en décomposition, d'animaux microscopiques ou de gaz délétères que l'on a considérés comme complices du fléau ou susceptibles de contribuer à son développement; mais la véritable cause de l'impaludation, et je partage cette manière de voir, fondée sur des appréciations personnelles, existe tout entière dans une perturbation spéciale du fluide électrique de l'atmosphère, mis en rapport avec celui qui émane du réservoir commun, le sol.

Cette considération, encore hypothétique, mais que l'expérience sans doute vérifiera dans l'avenir, est un premier

pas tenté vers l'ozone, et a le mérite de satisfaire davantage aux exigences du raisonnement : l'ozone, ou tritoxyde
d'hydrogène, est, en effet, produit par les décharges élec-
triques qui s'opèrent dans l'atmosphère, et c'est surtout à
l'époque des orages que le voisinage des marais exerce
sa pernicieuse influence, ainsi qu'on peut l'observer dans
toutes les localités où existent des terrains paludéens.
Cette opinion a besoin, il est vrai, d'être sanctionnée par
l'analyse et l'observation, mais elle est au moins équiva-
lente, peut-être plus rationnelle que celle qui attribue la
cause des fièvres endémiques à l'existence d'un miasme
imaginaire que les expériences chimiques les plus minu-
tieuses n'ont jamais su démontrer. L'ozone, en vertu de
son action irritante locale, pourrait bien avoir une action
spéciale sur le sang et déterminer les accidents dus à
l'impaludation ; c'est à l'avenir qu'il appartient de vérifier
cette idée, qui, du moins, n'a rien d'illogique, et déjà
aurait été expérimentée par d'autres praticiens, et surtout
par Schœnbein.

La cachexie hépathique est encore un des anneaux de
cette longue chaîne de maladies qui sévissent dans les
régions paludéennes de l'Orient ; caractérisée par l'engorgement du foie, on sait qu'elle coïncide généralement avec
l hypertrophie de la rate, provoquée par l'intoxication
palustre, en raison de la sympathie étroite qui lie ces
deux organes.

Mais, comme je l'ai observé précédemment, cette affection a sa physionomie spéciale, comme l'une des
nombreuses expressions de la diathèse commune, où

l'élément inflammatoire fait généralement défaut, circonstance qu'on ne doit pas méconnaître et qui imprime
son caractère à la pathologie de certains climats.

L'évolution de la maladie est, en effet, moins aiguë, son
type inflammatoire à peu près nul, et le traitement qu'on
peut lui appliquer témoigne d'une tolérance qu'on serait
loin de retrouver sous d'autres climats. Certaines contrées
de l'Orient peuvent être sous ce rapport considérées
comme offrant toutes les conditions favorables au succès
d'une médication même la plus énergique, qui ailleurs
serait suivie des résultats les plus fâcheux.

Les femmes semblent particulièrement exposées à l'engorgement chronique ou passif du foie, sans doute par
suite de cette tendance innée à l'inaction, qui paraît résulter d'une influence spéciale du climat ou des habitudes acquises et que les Turcs caractérisent par ce mot :
kief, qui est l'équivalent du *dolce far niente*, des Italiens.

Lié habituellement à la cachexie paludéenne, l'engorgement du foie n'a plus le même caractère qu'il prend en
Algérie, par exemple, et au Sénégal, où il s'offre sous la
forme inflammatoire bien accusée, avec symptômes généraux, fébriles, qui constituent l'hépatite franche, précé-
dée ou suivie de fièvres bilieuses. Ces complications sont
beaucoup plus rares en Orient par suite, sans doute, de
l'élévation moins grande de la température et des conditions spéciales du climat, de la constitution atmosphérique et particulière à cette zône.

S'il est une médication souveraine appliquée à une maladie , c'est bien celle des eaux alcalines administrée

contre la cachexie hépatique, ou l'engorgement du foie ; à ce point que cette affection éveille aussitôt l'idée des eaux de Vichy. C'est encore un exemple frappant de leur spécialité d'action en vertu de laquelle elles opèrent la résorption pathologique de l'organe, et activent la sécrétion bilaire ; c'est, en un mot, le moyen de guérison le moins infidèle, celui pour lequel on pourrait, à l'exemple de Bordeu, qualifier d'incurable l'affection hépatique qui aurait résisté à son action, aussi longtemps continuée, que l'exige la chronicité de l'affection.

Les différentes observations relatives à cette maladie que j'ai pu recueillir dans les localités où existent des fièvres endémiques, sur le littoral du golfe de Salonique et les côtes méridionales de la mer Noire, m'ont paru se rapporter presque toutes à l'hypertrophie passive de l'organe, résultant d'une nutrition anormale avec augmentation de poids et de volume, mais sans altération appréciable de sa texture intime; tous les malades accusaient un sentiment de gêne, fort peu ou point de douleur, et l'affection se présentait comme dépourvue de tout symptôme d'acuité, ayant au contraire tous les signes bien tranchés de la chronicité.

Il était bien difficile de ne pas reconnaître dans cet état cachectique une dépendance réelle de l'intoxication paludéenne, donnant lieu à l'engorgement de la rate.

C'est qu'en effet, tout s'enchaîne dans les différentes maladies, qui constituent le cadre pathologique de l'Orient. Une fois parvenu à saisir le mode d'enchaînement des phénomènes morbides, leur dépendance réciproque,

la dominance des uns, la subalternité des autres, le praticien est bien vite sur la voie qui aboutit aux résultats les
plus heureux, comme aux indications les plus précises en
thérapeutique.

Les diverses maladies qui forment la pathologie de ces
climats sont plutôt congénères que séparées par groupes
distincts; elles sont comme les anneaux de cette longue
chaîne, dont le premier est l'endémicité, des états morbides graves, *totius substantiæ*, et les autres, les spécialités de la pathologie, placées sous la dépendance de celui-ci, qui leur imprime son type propre. Elles sont
presque toutes dominées par ce dernier dans leur évolution, ou leur étiologie et le traitement qui leur est propre.
La cachexie hépatique relevant donc du type endémique
par sa chronicité, et placée sous la dépendance de la
cachexie splénique, résultant de l'impaludation, nous
semblent précisément dans les conditions spéciales pour
obtenir des eaux minérales de Vichy toute l'efficacité dont
elles sont susceptibles.

Absence de tumeur, dans la généralité des cas, et de
tumeurs hydatiques, de tubercules, de dépôts fibreux ou
cancéreux, état chronique franchement accusé, tels sont
les caractères qui comportent l'indication spéciale des
eaux de Vichy dans cette maladie.

Existe-t-il quelque complication d'hydropisie, d'anasarque, ce qui est assez fréquent dans la cachexie hépatique:
eu égard à la physionomie morbide caractéristique de ces
contrées où sévit cette affection, nous ne voyons ici qu'un
épiphénomène qui n'emporte avec lui aucune contre-indi-

cation. Ainsi que je l'ai observé moi-même, la dégénérescence du foie est l'exception, et l'hydropisie n'est plus un
symptôme de cet état, auquel cas les eaux minérales doivent être proscrites. Autrement entendu, on voit très-fréquemment, et je l'ai constaté moi-même, des engorgements considérables du foie, avec phénomènes ictériques
et hydropisie, se modifier promptement, se dissoudre
pour ainsi dire en quelques jours, sous les yeux du médecin traitant appelé à constater le fait.

Les eaux de Vichy prises en boisson agissent non moins
directement sur le foie que sur la membrane muqueuse
gastro-intestinale. L'hôpital militaire, qui, depuis tant de
temps, reçoit chaque année un contingent de malades
venus de l'Algérie, tous atteints de cachexie paludéenne,
compliquée de désordres organiques du côté de la rate ou
du foie, témoigne suffisamment de l'efficacité spéciale aux
eaux alcalines, constituant ainsi une médication justement appelée *étiologique* dans ce cas, où elles semblent si
bien s'adresser à la cachexie.

Est-ce au point de vue restreint de l'organicisme, de la
localisation curative sur tel ou tel organe exclusivement,
que nous parviendrons à nous rendre compte des propriétés des eaux minérales dans l'hypertrophie du foie?
Nous ne saurions que retomber ici dans les exagérations
de la théorie chimique, et malgré les souvenirs qu'elle
laisse encore dans l'esprit de certains médecins nous sommes loin de croire que « ces *eaux minérales agissent fort
peu par propagation dynamique, mais bien par transition ma-
térielle dans le système vasculaire.* » Nous ne croyons pas

davantage à l'idée qui envisage ces eaux comme agissant matériellement par leur nature chimique spéciale : préjugés tout au plus capables de repaître l'imagination des malades, et si ce sont là des richesses dont on doit compte à l'humanité, on risque fort de la laisser dans l'indigence. Ce n'est pas plus par des réactions de contact direct que s'opère l'effet thérapeutique des eaux sur les organes ; ces idées n'ont heureusement plus de crédit dans la médecine thermale, qui nous ramène à ces conceptions larges, plus rationnelles du vitalisme, seule doctrine dont les promesses survivent encore, après deux mille ans d'existence raisonnée, à la ruine des systèmes opposés. Avec cette préoccupation exclusive, *l'organe malade*, on en est arrivé à ne voir dans les eaux de Vichy que des propriétés alcalines, diffluentes ; l'élément dominant, le bicarbonate de soude ; puis l'albumine à dissoudre, le sang à fluidifier, même chez les individus cachectiques, les doses exagérées, et, autre énormité, la soustraction du vin dans le régime. Comme si ce liquide eût dû compromettre tout l'effet de la médication thermale.

Avec de telles extravagances, hantées pourtant par des médecins sérieux, la porte est ouverte à tous les abus, et par suite les déportements et les rancunes lancés de haut contre les thermes, heureusement restés debout pour confondre les théories illusoires et leurs naïfs adeptes.

Si donc ces eaux minérales, opposées à la cachexie hépatique, agissaient ainsi sur l'organe malade surtout, cette action serait nécessairement plus prompte, plus effective, et particulièrement primitive ; l'observation

constate au contraire, dans toutes les affections chroniques en général, ou toute cachexie confirmée, que c'est
d'abord à l'état général que la médication s'adresse, que
c'est en exerçant leur action sur l'ensemble des fonctions
troublées que les eaux alcalines, et tant d'autres, arrivent insensiblement, par des effets généraux imprimés à
toute l'économie, à modifier plus tard l'organe malade.
Rétablir l'équilibre physiologique des forces d'abord,
porter ensuite atteinte à l'hypertrophie de l'organe, telle
est l'impulsion successive, normale, imprimée à l'organisme par la médication hydro-minérale; ce mode d'action spécial ne témoigne-t-il pas de l'insuffisance de cette
théorie qui, avec la localisation de la maladie, cherche à
restreindre exclusivement le champ de la thérapeutique à
l'organe malade?

C'est donc avec lenteur et progressivement que les
eaux de Vichy manifestent leurs effets dans la cachexie
hépatique; sous leur influence, le foie revient insensiblement à cet état fonctionnel physiologique, la sécrétion
biliaire se normalise, les malades ne sont plus exposés à
ces troubles dyspeptiques produits par l'afflux de la bile
dans l'estomac; celle-ci reprenant son cours habituel, les
matières fécales, d'une teinte pâle d'abord, deviennent
plus colorées, la constipation cesse, les fonctions digestives s'améliorent, et l'économie tout entière, placée dans
des conditions plus favorables, tend incessamment à reprendre son équilibre normal, alors que l'engorgement
n'est pas encore radicalement résolu.

CHLOROSE.

Les préjugés relatifs à son traitement
par les eaux de Vichy.

Un état morbide très-répandu dans le monde, et qui, au
même titre que la goutte, semble être devenu un attri-
but de la civilisation, sorte de diathèse faisant partie
intégrante de l'individu chez lequel elle s'est développée,
est cette maladie connue du vulgaire sous le nom de
pâles couleurs, l'un de ses symptômes, et en médecine
sous la dénomination de chlorose.

Cette affection, dont le caractère fondamental consiste
dans la diminution du nombre des globules sanguins, ap-
pauvrissement du sang, attesté par l'existence de bruit
de souffle dans les gros vaisseaux, n'est pas seulement
constituée par ce seul phénomène morbide, il s'en faut;
maladie beaucoup plus générale, elle atteint l'économie
tout entière, et s'attaque particulièrement à l'enfance plus
encore qu'à l'âge adulte, pour disparaître complétement
dans la vieillesse. La grande généralité des enfants offrent
en effet des bruits de souffle sur le trajet des gros vaisseaux, ainsi que j'aipu m'en assurer souvent sur les documents fournis par un praticien éminent, M. Roger ; — ce
qui confirme l'existence de la chlorose dans l'enfance.

Cette maladie, en général plus sensiblement accusée
chez la femme à l'époque de la puberté, est alors beaucoup plus rare chez l'homme, qui entre dans cette période de la vie sans en subir d'influence bien sensible ; le
bruit de souffle disparaît bientôt chez ce dernier, et avec
lui les symptômes de la chlorose. Mais il n'en est plus de
même dans certaines contrées de l'Orient, où abondent
les terrains paludéens, et, avec eux, tous les désordres
fonctionnels inhérents à la cachexie palustre. L'affection
qui nous occupe sévit donc également chez les deux sexes.
Ainsi que j'ai pu l'observer souvent, les hommes ne sont
pas moins que les femmes exposés à la chlorose, qui, sous
l'influence de la constitution régnante, semble placée
directement sous l'empire du génie endémo-épidémique,
les fièvres intermittentes paludéennes.

J'ai pu constater en effet, sur les côtes maritimes de la
Syrie, comme sur le littoral méridional de la mer Noire,
que bien des individus qui avaient été atteints de fièvres
endémiques offraient tous les symptômes inhérents à la
chlorose confirmée, comme l'existence de bruits de souffle
sur le trajet des gros vaisseaux, un état d'éréthisme per-
manent du système nerveux, et toutes les formes si bi-
zarres de l'analgésie et de l'hyperesthérie.

Rappelons encore ici que dans certaines contrées dominent les constitutions lymphatiques, scrofuleuses, qui pré-
disposent singulièrement à tous les accidents qu'entraîne la
chlorose. On peut donc la considérer comme une affection
très-répandue en Orient, non-seulement dans les régions
paludéennes, mais dans presque tous les grands centres

de population, à Constantinople, Smyrne, Trébizonde, où
elle est encore entretenue par le régime habituel, consis-
tant surtout en une alimentation insuffisante, l'absence
d'exercice musculaire, et par suite le défaut d'oxygénation
du sang, surtout chez les femmes. Si, d'un autre côté,
l'on envisage l'influence de la constitution paludéenne
sur la production de cette maladie, constitution dominante et qui fonde le caractère pathologique de tant de
localités, les côtes de Syrie, Anatolie, Égypte, les côtes
de la Roumélie et du golfe de Salonique, on se rendra
compte de la fréquence de la chlorose, ainsi placée sous
la dépendance de la cachexie palustre, et, par suite de ce
rapport intime, on comprendra toute l'efficacité inhérente
à l'administration des eaux minérales de Vichy dans cette
maladie. Déjà, au commencement de cette étude, nous
nous sommes étendus sur ce sujet, à propos de la cachexie
paludéenne; il nous reste à nous occuper des préjugés
qu'a soulevés la médication alcaline de nos thermes dans
la chloro-anémie.

Le but que doit surtout envisager le praticien, et vers
lequel doivent converger ses efforts d'une manière directe
ou non, est le rétablissement des voies digestives, que
tant de causes concourent à pervertir dans cette affection
protéiforme, la chlorose, et c'est surtout à ce point de
vue qu'il convient de se placer pour bien apprécier l'action reconstituante des eaux de Vichy dans cette circonstance. Il faut en effet reconnaître, que c'est précisément
par leur influence sur la membrane muqueuse gastro-
intestinale, dont elles réveillent la vitalité, qu'elles opè-

rent ici les résultats les plus favorables; leur action stimulante, exercée sur les fonctions digestives, tend incessamment à leur imprimer une régularité normale, en
modifiant profondément leurs propriétés vitales, toujours
atteintes dans la chloro-anémie, que signalent tant de
troubles dyspeptiques les plus opiniâtres comme les plus
variables.

L'action reconstituante des eaux de Vichy, attestée depuis nombre d'années, même à l'époque où les sources
ferrugineuses de cet établissement n'étaient pas encore
découvertes, ainsi que le fait observer l'un de nos confrères, cette action, dis-je, d'une si grave importance dans la
chlorose, est suffisamment démontrée par les faits nombreux de cachexie paludéenne recueillis depuis tant de
temps à l'hôpital militaire, comme à l'hôpital civil de
Vichy.

Dans le premier, se rencontrent de nombreux malades
frappés par la diathèse palustre caractéristique de l'Algérie; dans le second, un contingent d'individus arrivés
des régions marécageuses de la France, la Sologne, l'Au-
vergne, le Bourbonnais, la Bresse, presque tous minés par
la cachexie paludéenne, avec engorgements de la rate et
du foie, dominés par les troubles variés qui signalent la
dyspepsie. C'est surtout en s'épuisant sur cette dernière
que les eaux minérales, ramenant l'équilibre normal des
forces d'abord, exercent ensuite leurs effets salutaires sur
les lésions fonctionnelles des viscères, comme la rate ou
le foie. Avec le concours si avantageux des sources ferrugineuses nouvelles, les sources Lardy et de Mesdames, on

comprend toute l'étendue des moyens thérapeutiques à opposer à cet état dominant de chloro-anémie, exigeant une médication tonique et stimulante si bien représentée ici par les eaux minérales de Vichy, qui, dans la pratique nosocomiale, fournissent tant d'exemples frappants d'efficacité.

C'est donc par leur action spéciale sur les voies digestives d'abord, sur les fonctions du foie et de la rate ensuite, que les eaux de Vichy témoignent de leurs propriétés thérapeutiques. Elles exercent également leur influence sur l'hématose par l'intervention des principes, le fer et le soufre, qui rendent au sang, le premier surtout, les éléments qui lui manquent, dans la chlorose particulièrement. Quant aux effets physiologiques produits par le bicarbonate de soude, il est prudent de s'en tenir aux résultats obtenus, plus concluants que toutes les théories chimiques élevées à ce sujet.

L'enseignement médical, dans la personne d'un de ses plus dignes représentants, a répandu sur les thermes de Vichy des opinions et des préjugés dont l'exagération même, allant comme toujours au delà du but, n'a fait qu'en consolider le renom. Résultant des théories abusives qui ont produit d'assez fâcheux résultats à une époque récente, d'intérêts majeurs auxquels le souvenir de Pougues n'était peut-être pas étranger, elles ont produit un certain retentissement dans le monde médical, et qui a été la source de bien des mécomptes, d'autant qu'il partait d'une région plus élevée. Comme si ces théories erronées, aujourd'hui perdues, devaient être imputées à

l'action médicale des eaux de Vichy! Elles ne sauraient
prouver autre chose que ce fait, à savoir que la médication thermale doit être administrée avec méthode et une
prudente réserve.

On a donc fait jouer un rôle illusoire à ce phénomène
de la saturation alcaline, la cachexie alcaline et les malades exténués par l'alcalisation des humeurs!... Idées
fantastiques nées dans le cabinet, et que la pratique n'a
jamais pu vérifier! Car, ainsi que le fait observer un praticien consciencieux de Vichy, les eaux minérales, pendant des semaines entières, à des doses très-notables,
sans être abusives, sont non-seulement supportées par
les malades sans la moindre trace de saturation, de cachexie ou d'épuisement, mais on observe bien mieux
que l'équilibre des forces se produit, et avec lui les attributs de la santé, ou d'un état général très-sensiblement
amélioré. J'ai pu observer moi-même ces résultats indubitables, qui se produisent journellement dans la pratique
nosocomiale de Vichy.

On a répété çà et là, sur les paroles du maître, que
c'était une manie stéréotypée dans le monde que de faire
avaler des eaux de Vichy aux personnes qui sont affectées
de dyspepsie ou de quelques maux d'estomac. « L'eau de
Vichy, a-t-on dit, n'est pas antigastralgique; elle n'agit
qu'en saturant la supersécrétion acide de l'organe qui la
produite : elle n'agit donc qu'à l'instar d'une véritable
action chimique. Mais ce n'est point là le but de la médecine, qui doit surtout tendre à reconstituer l'individu
débile. Or, les eaux de Vichy ont un mode d'action ana-

logue à celui des alcalins, exerçant une influence générale sur l'économie, activant la sécrétion urinaire et pulmonaire, et conduisant, en définitive, au marasme. » (*Cours de matière médicale.*)

Ces paroles, tombées de la chaire du professeur, ont été avidement recueillies par ses nombreux auditeurs, et l'on voit avec peine, chez un homme si haut placé, antagoniste de cette chimiatrie qui fait si bon marché de la chimie vivante, le point de vue borné, sous lequel il envisage cette influence générale sur l'économie, se traduisant par des effets tout opposés. L'éminent professeur, on peut s'en convaincre, n'envisage ici qu'un seul élément, le bicarbonate de soude, et son action altérante sur l'organisme, ce qui l'invite à proscrire désormais comme *meurtrières* les eaux de Vichy dans la chlorose. Écoutons-le plus loin, dans son langage passionné, signaler la médication alcaline en ces termes : « On dissout, dit-il, par ce moyen, beaucoup plus le sang, qui va s'appauvrissant, perdant ses globules et sa fibrine, et les individus ne tardent pas à *succomber*, menacés d'hydropisie partielle, voire même d'anasarque. » Il proclame les eaux de Vichy comme n'étant pas des eaux minérales acidules.

Pour dissiper de semblables préjugés, nous invoquerons les arguments mêmes que M. Trousseau nous présente quelque part dans ses écrits, où il établit qu'une médication, quelle qu'elle soit, ne relève pas seulement de l'existence de tel élément qui domine, mais de la combinaison de ces éléments, des qualités intimes qu'ils comportent, et surtout de l'état de la constitution du malade auquel on l'applique. Nous comprenons au moins, dans cette idée généralisatrice, tout le mérite du professeur, habitué aux larges horizons, aux conceptions élevées que comporte la science médicale, et nous terminerons en confirmant cette manière de voir, si bien applicable à la médication hydro-minérale.

Déjà nous avons eu l'occasion de développer ce sujet dans un article reproduit par le *Courrier médical* du 30 août dernier, et nous nous résumerons sur ce point en disant qu'il existe en effet, dans la composition des eaux miné- rales, cette *inconnue*, le désespoir des chimistes, dont nous ne pouvons nous rendre compte autrement que par ses résultats indubitables, ce *substratum*, issu de l'ensemble admirable de tous les principes minéralisateurs, y compris leur thermalité, qui, dans toutes les eaux minérales en général, et dans celles de Vichy en particulier, dévelop- pent ces propriétés apéritives reconstituantes, cette action évidente sur les fonctions assimilatrices ou de nutrition qu'elles ramènent à leur rectitude normale, propriétés qui ne se démentent pas et qui répandent leurs salutaires effets sur bien des malades, qui ont su en faire usage avec discernement et opportunité.

ÉLÉPHANTIASIS.

L'histoire de cette maladie essentiellement chronique, à peu près inconnue dans nos climats, est encore entourée d'obscurité quant à son étiologie et son évolution.

A certaines époques, elle a fait de singulières migrations, semblant, comme aujourd'hui encore, indifférente à toute influence climatologique. Au moyen âge, d'après les documents historiques sur ce sujet, nous la voyons errer à travers l'Europe, et sous le règne de Charles VIII (1485), se montrer en France et y devenir endémique; on comptait alors par milliers les nombreux malades victimes de cet horrible mal, et, coïncidence funeste, ce fut sur les dernières années de ce règne qu'apparut également, en France, la maladie syphilitique. Mais, ainsi que l'affirme M. Rayer, l'éléphantiasis reste aujourd'hui inscrite aux deux extrémités de son ancien empire, et toujours sous des climats plus ou moins opposés.

Notre illustre doyen de l'École de Paris prétend qu'on ne l'observe guère qu'en Crimée, en Grèce et sur les côtes maritimes de la Norwége; mais elle sévit encore dans bien d'autres contrées de l'Orient : en Syrie, en Anatolie, et dans quelques grands centres de population.

On distingue sous cette dénomination d'éléphantiasis deux affections différentes, l'une dite éléphantiasis *des Grecs*, ou maladie grave de la peau, caractérisée par la

présence de tubercules plus ou moins volumineux, sail=
lants, irréguliers, persistants, circonscrits, précédés de
taches rouges, ou d'une teinte fauve, et offrant plus tard
une coloration bronzée : ces tubercules sont accompa=
gnés d'une sorte d'hypertrophie du tissu cellulaire sous-
cutané : la face est habituellement le siége de prédilection
de la maladie : elle offre alors un aspect hideux, caractéristique, présentant çà et là des tumeurs noueuses, sail=
lantes, séparées par des intervalles ou rides profondes,
avec une déformation telle qu'on l'a comparée, pour
son volume et sa coloration, à celle de l'éléphant, et
pour l'ensemble des traits, à celle du lion (léontiasis) :
cette maladie est fort rare, on n'en rencontre que bien
peu d'exemples aujourd'hui; mais il n'en est plus de
même à l'égard de l'autre espèce, sur laquelle nous insisterons surtout, l'éléphantiasis des Arabes, appelée aussi
mal des Barbades, affectant particulièrement les extrémités
inférieures.

Cette affection consiste encore en une tuméfaction plus
ou moins volumineuse de la peau, offrant une certaine
induration des tissus lamineux graisseux sous-cutanés; il
existe aussi une déformation plus ou moins prononcée des
parties affectées; cette intumescence des tissus hypertro-
phiés résulte d'inflammations successives des vaisseaux du
derme et de ses ganglions lymphatiques, ce qui l'a fait as-
similer à une angéioleucite : comparaison qui, sans être
rigoureuse, peut avoir sa raison d'être, bien que l'inflammation des vaisseaux lymphatiques ne subisse que bien
rarement la dégénérescence éléphantiasique ; cette mala=

die est surtout remarquable par son opiniâtreté, sa persistance à un état stationnaire pendant plusieurs années.

J'ai eu l'occasion d'en observer, entre autres, deux cas,
aux environs de Trébizonde ; dans l'un la maladie existait depuis onze ans, chez l'autre, depuis quatorze ans.
Les jambes des deux malades pouvaient assez se comparer à des jambes d'éléphant, du moins elles en rappe-
laient l'idée. L'abdomen participait à cette affection ; le
reste du tronc et des membres n'offrait aucune déformation.

Mais ce sont là deux faits que l'on peut envisager
comme exceptionnels, attendu que cette maladie, encore
assez répandue dans certaines classes, comme les porte-
faix, ou d'autres individus se livrant à des travaux pénibles, est loin d'atteindre ce degré d'intensité ; ordinairement les malades peuvent encore vaquer à leurs occupations. Le mal sans doute ira s'aggravant, pour prendre
plus tard ce développement énorme signalé dans les deux
cas précédents et condamner ainsi l'individu à l'immobilité ; mais l'éléphantiasis est remarquable par la lenteur
de ses évolutions, et c'est alors que le malade est réduit à
l'état d'inertie que la maladie peut prendre des proportions plus considérables.

En revanche, son début est généralement brusque ; le
malade perçoit la sensation de nodosités le long des lymphatiques ; il existe encore quelquefois une tuméfaction
érysipélateuse du tissu cellulaire ; la maladie serait sujette à des intermittences, suivies bientôt de récidives, et

l'intumescence des parties acquiert un degré plus sensible après chacune d'elles.

Le gonflement affecte différentes formes ; il est souvent comme étagé ; la peau est rugueuse, présente çà et là des varices, voire des ulcérations, recouvertes de croûtes, qui déterminent nécessairement des adénites chroniques, squirrheuses, ou des abcès intarissables ; mais l'affection n'atteint ce degré de gravité qu'après de longues années, et presque à son déclin.

Les causes de cette singulière maladie sont encore l'objet de conjectures ou d'hypothèses plus ou moins rationnelles, que la pratique n'a pas rigoureusement vérifiées. Ainsi on a invoqué les causes habituelles de l'angéioleucite, l'oblitération des veines, la cicatrisation d'un ancien ulcère, un foyer purulent où viennent s'aboucher des vaisseaux lymphatiques, une simple écorchure, un eczéma, etc., etc.; éléments assez vagues et qui accusent plutôt l'obscurité qui existe à ce sujet qu'ils ne peuvent en éclairer l'étiologie.

On a tout lieu de s'étonner qu'on n'ait pas ici fait intervenir l'alimentation comme cause au moins prédisposante; la plupart des individus atteints de cette affection ont en effet un régime pitoyable, plus qu'insuffisant : les corps gras, le poisson plus ou moins frais, salé, quelquefois avec un commencement de décomposition, préparé avec l'huile déjà vieille, de mauvaise nature, des épices très-énergiques, les pastèques, certains coquillages comme les moules. Telle est l'alimentation à peu près exclusive adoptée en Orient par certaines populations, qui vivent encore exposées à l'influence pernicieuse de l'humidité, dans des maisons étroites, peu éclairées, offrant toutes les conditions d'insalubrité. Le poisson salé, souvent avarié, comme aliment habituel, n'est sans doute pas étranger aux causes de cette maladie, que l'on retrouve encore sur le littoral de la Norwége, où les mêmes conditions fâcheuses se rencontrent pour ce qui touche à l'habitat et à l'alimentation. La question du traitement de l'éléphantiasis n'est guère plus avancée que son étiologie.

Les quelques observations qu'il m'a été permis de faire sur cette cruelle affection me donnent à penser que l'on pourrait obtenir d'excellents résultats de l'emploi des alcalins à doses élevées, secondés par la médication arsenicale. Je suis porté à croire que les bains réitérés, tenant en solution 250 et 500 grammes de sels de Vichy, pourraient être suivis d'une grande efficacité, et que l'on parviendrait à enrayer la marche de cette désespérante maladie par ce moyen, dont on pourrait seconder les effets par l'addition d'un sel arsenical, l'arséniate de soude, employé à la dose de 2 grammes par bains.

Cette médication serait fondée sur la nature même de l'affection, sorte d'hypertrophie avec engorgement des lames du tissu cellulaire et adipeux, où les eaux de Vichy jouissent, en général, d'une puissance thérapeutique incontestable ; aidée en outre d'un régime approprié et des autres moyens préconisés jusqu'ici sans résultat, comme

les frictions résolutives, mercurielles ou iodées, la compression méthodique des parties malades, les laxatifs,
les douches de vapeur, etc. ; tous éléments adjuvants
qui viendraient utilement en aide à la médication minérale, que je n'hésite pas à proposer à nos confrères
qui exercent en Orient, et qui sont exposés à rencontrer quelquefois cette maladie dans leur pratique. Elle
existe, en effet, dans certains grands centres de population, à Trébizonde, Scutari, et dans ce qu'on appelle
le quartier grec à Constantinople, où j'ai eu l'occasion
d'en recueillir deux observations assez remarquables.
Chez ces deux malades, l'affection, parvenue à un certain degré de développement, existait déjà depuis plusieurs années.

L'un et l'autre, réduits presque à l'immobilité, accroupis
comme des statues égyptiennes, se plaignaient de douleurs
vagues et profondes dans les membres envahis par le mal.
La peau présentait çà et là des indurations difformes,
avec des crevasses ou fissures existant entre certains
points plus saillants les uns que les autres, et dont le développement pouvait déterminer la rupture de l'enveloppe cutanée.

On avait utilisé jusque-là tous les moyens rationnels
de traitement sans succès ; placé devant une maladie qui,
par son étrange caractère, devait exciter un haut intérêt,
et réfléchissant à l'action énergique de la médication alcaline, si puissante dans tous les cas d'engorgement hypertrophique en général, sans lésion organique, je pres-

crivis l'emploi des alcalins à haute dose, et des bains, avec addition de 250 grammes de carbonate de soude et 1 gramme d'arséniate de soude : les bains furent continués sans interruption pendant un mois, puis suspendus, car les effets généraux produits du côté de la circulation et du système nerveux me forcèrent de recourir à d'autres moyens, que je cherchai dans le régime : alimentation plus substantielle, animalisée, vin de quinquina. Les deux malades accusèrent un mieux sensible après ce laps de temps; toute trace de douleur avait disparu, et la peau, offrant encore quelques traces d'induration, s'était modifiée sensiblement. Les fonctions digestives surtout avaient pris une activité insolite, qu'elles avaient perdue depuis longtemps. Mais les extrémités n'avaient pas changé quant au volume, resté le même ; toujours réduits à l'état d'inertie, nos deux malades ne pouvaient se livrer à aucun mouvement actif; j'avais prescrit les alcalins à l'intérieur (magnésie unie au bicarbonate de soude), puis ensuite la tisane de mascagni; lorsque je suspendis toute médication, me bornant aux ressources d'un régime approprié. Après un délai de quinze jours, je revins à l'usage de la médication alcaline. Les bains furent prescrits de deux jours l'un, et je fis prendre aux malades l'eau de Vichy à l'intérieur; je prescrivis en outre l'arséniate de soude, en pilules de 2 milligrammes par jour, prises au moment même du repas; successivement j'élevai la dose à 3 milligrammes, deux pilules dans la journée, et le traitement fut ainsi continué pendant un mois et demi (quarante-cinq jours); après

6 *

ce laps de temps, l'amélioration devint plus sensible encore; les jambes, dont j'avais mesuré le volume après le premier mois, marquaient une dimunition de un centimètre de circonférence.

Ce résultat était de nature à inspirer de sérieux encouragements, si l'on tient compte aussi de la modification survenue dans l'état général, et surtout de la peau, dont les fonctions semblaient se rétablir non complétement, il s'en fallait, mais du moins d'une façon sensiblement accusée par un état de moiteur, activée encore sous l'influence de la grande chaleur. Ces deux observations, quoique incomplètes, me laissèrent peu de doute sur l'efficacité de la médication alcaline et en particulier sur les heureux résultats qu'on serait en droit d'attendre de l'administration des eaux minérales de Vichy, que je regrettai sincèrement alors de n'avoir pu utiliser comme je l'aurais désiré, vu leur rareté à cette époque et leur prix assez élevé, qui me forçait à en restreindre l'usage; cet état de choses a changé aujourd'hui, grâce à l'initiative empressée prise par l'administration pour propager les eaux minérales et les sels de Vichy.

Obligé alors de quitter l'Orient pour me rendre en France, je n'ai donc pu, à mon grand regret, continuer au point de vue du traitement l'étude de ces deux observations si fécondes, comme enseignement, mais qui néanmoins suffisent pour ouvrir le champ à de nouvelles recherches et élargir l'horizon de la thérapeutique appliquée à une maladie contre laquelle échouent à peu près tous les moyens qu'on lui oppose.

Nous pouvons, en effet, nous rendre compte dans de certaines limites de l'action puissante des eaux minérales de Vichy dans l'éléphantiasis. En considérant d'abord les effets obtenus chez ces deux malades et envisageant les principes qui constituent ces eaux ; puis leur action si bien connue dans des affections analogues, où il existe un engorgement ou une hypertrophie à combattre, *sans lésion organique*. Ne doit-on pas considérer, sous certains égards, l'état de la peau dans ce cas, comme une sorte d'hypertrophie du tissu cellulaire et graisseux, et l'état variqueux des veines qu'on y observe n'atteste-t-il pas une modification morbide du sang, où ce liquide, n'ayant plus la crase convenable, altéré sensiblement dans sa composition chimique, devient le mobile de tous les troubles qui signalent cette étrange maladie ?

Que si on la considère, en même temps, au point de vue de l'angéioleucite ou de l'adénite, n'aurons-nous pas ici encore un puissant auxiliaire dans l'intervention des eaux minérales de Vichy ? Dès que le malade est arrivé à ce degré, où il est réduit à l'immobilité, la maladie ne peut qu'aller s'aggravant par l'absence d'exercice et l'impossibilité de tout mouvement actif, qui devient par ce fait un élément de complication. Or, les eaux alcalines, par leur influence générale sur les humeurs de l'économie, par ce principe, le bicarbonate de soude, qu'elles renferment à la dose de 5 grammes par litre, et n'oublions pas de men-

tionner ici l'arsenic; ces eaux, prises en proportion assez
élevée, suppléent, pour ainsi dire, à l'absence de mouvement, deviennent un moyen de combustion carbonique,
le vicaire de l'exercice, considération si puissante dans
cette bizarre maladie, caractérisée par un état hypertrophique du tissu graisseux. Toujours en vertu des mêmes
principes, elles imprimeront à l'organisation toute entière une modification profonde, lui rendront une vitalité nouvelle, et exerceront sur l'ensemble des fonctions
des effets dynamiques spéciaux, vérifiés seulement par
les résultats obtenus, mais dont la notion relative au
mode d'action nous échappe.

La circulation générale sera plus active ; par leur influence
stimulante, ces eaux réveilleront aussi les fonctions digestives, pour ainsi dire engourdies ou éteintes dans l'éléphantiasis ; elles exerceront sur les voies urinaires une stimulation des plus favorables, mais surtout elles agiront sur la
grande surface du corps, la peau, dont elles ranimeront
l'énergie perdue, rétablissant d'abord la transpiration insensible, et c'est particulièrement par cette voie qu'elles
seront susceptibles de provoquer ces crises favorables qui,
si elles ne déterminent une guérison qu'il est difficile d'espérer du moins produiront une amélioration notable et
satisfaisante.

On peut considérer l'éléphantiasis comme une de ces
maladies *totius substantiæ* à évolution chronique d'emblée. Or, c'est précisément sur ces sortes d'affections
que les eaux minérales en général et celles de Vichy en

particulier ont le plus d'empire ; chacun sait, en effet, que les maladies chroniques constituent, presque à elles seules, toute la clinique des établissements thermaux, et dans celles où toute l'organisation est à la fois entreprise, la peau, le système sanguin, le système lymphatique, les voies digestives, etc., les eaux minérales de Vichy jouissent le plus souvent d'une efficacité réelle. Elles peuvent également échouer, et dans une affection de la nature de celle-ci, remarquable par son opiniâtreté à rétrocéder, on aura beaucoup fait, si l'on arrive à quelqu'amélioration stable.

Que si nous nous posons en défenseurs si résolus d'un établissement thermal dont la réputation est si bien établie depuis longtemps, c'est que nous savons toute la polémique active qui a été dirigée contre lui, polémique fondée sur des intérêts majeurs, et par suite entachée de partialité ; elle a été la source de certains préjugés dans le monde médical, et que j'ai dû à une autre époque partager avec tant d'autres, mais qui sont désormais tombés devant l'évidence des faits dont j'ai apprécié toute la portée. Néanmoins, nous n'avons pas la prétention de faire considérer les eaux minérales de Vichy comme une panacée, un spécifique applicable à toutes les maladies.

Dans l'éléphantiasis surtout, nous sommes loin de le senvisager comme susceptibles de faire, à elles seules, tous les frais de la guérison ; elles ont encore besoin de la sanction de l'expérience et de la pratique au sujet de cette grave maladie, où nous avons fait, d'ailleurs, intervenir la médication arsenicale.

Nous avons voulu seulement signaler les effets obtenus dans ces deux observations, incomplètes il est vrai, mais qui du moins, étant appuyées sur des faits nouveaux, pourraient ouvrir une voie plus large et devenir l'origine d'indications utiles et fécondes.

BOUTON D'ALEP.

L'histoire de cette affection, non moins singulière que la précédente, sans en avoir, il s'en faut, le même caractère de gravité, nous semble digne d'un haut intérêt, au point de vue de la climatologie pathologique, de laquelle elle dépend, et susceptible de nouvelles recherches quant à son étiologie et son traitement prophylactique; comme l'éléphantiasis, elle appartient à la classe des maladies tuberculeuses de la peau, et paraît être, comme la première, une dégénérescence morbide du tissu cellulo-graisseux; non moins bornée dans sa forme qu'elle ne l'est sous le rapport topographique, cette affection ne s'observe qu'en Syrie et n'entraîne pas de dangers sérieux.

Le bouton d'Alep, ou de Bagdad, est donc une maladie cutanée, existant dans quelques villes de Syrie, sévissant indistinctement sur l'un et l'autre sexe, chez des individus de toute condition, de tout âge, et qui consiste en une éruption d'un ou plusieurs tubercules, souvent unique, plus ou moins volumineux, envahissant toute l'étendue du derme, et débutant par l'apparition d'une saillie lenticulaire, qui parcourt ses périodes en une année (éruption, suppuration et dessiccation), suivies d'une cicatrice difforme et indélébile. Cette définition repose sur les notions qui m'ont été fournies par un seul et unique malade, qu'il m'a été donné d'observer à Alexandrette, port d'Alep, comme aussi sur les documents que je dois à l'un de nos confrères, exerçant à Alep, qui s'est empressé de me soumettre quelques détails relatifs à cette bizarre maladie. Le malade dont je viens de parler en était arrivé à la période de déclin, la cicatrisation déjà s'opérait; je ferai observer qu'il était Italien, qu'il s'était rendu à Alep pour un séjour de courte durée, et qu'il contracta le principe de la maladie après quelques jours seulement. Elle est donc endémique en ce pays, et, chose remarquable, c'est que les étrangers même en portent le germe avec eux longtemps après avoir quitté les lieux. L'affection éclate alors sous un climat qui lui est étranger, mais ne possède aucun caractère contagieux. Non moins endémique à Alep qu'à Bagdad, elle sévit encore dans plusieurs autres villes de Syrie et n'atteint qu'une fois le même individu.

Alep, dont la topographie médicale s'offre sous des conditions si favorables, qu'on peut envisager comme la Palmyre moderne, dont les environs présentent une végétation si riche et un climat avec toutes les circonstances d'hygiène, de salubrité, ville la plus florissante de la Syrie, nous présente cette bizarre coïncidence de tant d'éléments de bien-être, de progrès, en opposition avec l'existence d'une maladie si étrange, qui semblerait devoir appartenir à d'autres zones.

Il est vrai de dire qu'elle est beaucoup plus développée à Bagdad, Tarsous, Antioche et autres villes qu'à Alep même, au dire de certains médecins exerçant dans ces contrées, et que sous ce rapport elle mériterait beaucoup plus la dénomination de bouton de Bagdad. A quoi donc attribuer cette constitution médicale et la cause de cette singulière affection?

Est-ce à l'existence de ces nombreux lacs sans écoulement qui existent à quelque distance, comme le lac d'Acla et celui du vieux Alep, qui tous les deux ont des eaux salées? on sait, en effet, toute l'insalubrité qui règne sur le littoral du lac Asphalite, ou mer Morte, dont les lieux sont inhabités et inhabitables. Ce lac, résultant sans doute d'une éruption volcanique, offre encore, comme phénomène, des tourbillons de fumée qui s'en échappent, et l'on observe la formation de nouvelles crevasses en certains endroits du rivage. Au dire de Strabon, il existait jadis, dans la vallée de cette mer, treize villes florissantes, qui ont été depuis ensevelies, suivant toute probabilité, par un tremblement de terre : ce qui a donné lieu, sans doute, à l'origine de cette fiction de l'histoire, qui traduit par une pluie de feu la ruine de ces villes dissolues, brillantes autrefois de tous les attributs de la civilisation, et dont on aperçoit, dit-on, les vestiges engloutis sous les eaux dormantes du lac.

La plupart des médecins que l'on consulte sur l'étiologie de cette affection endémique en Syrie, en attribuent vaguement l'origine à l'usage des eaux malsaines et saumâtres; et cette indication vague, pour eux sans intérêt, pourrait bien être un trait de lumière susceptible de jeter un nouveau jour sur l'endémicité de certaines maladies qui existent dans ces contrées, sur la constitution médicale; ce fait pourrait peut-être contribuer à la solution de l'énigme, qui enveloppe encore les causes des graves épidémies qui, à certaines époques, déciment les populations de l'Orient avec une effroyable rapidité et menaçent quelquefois l'Europe.

La nation turque vouée à ce fatalisme, qui aboutit à l'incurie la plus radicale, c'est à un gouvernement éclairé comme celui de la France de prendre une initiative puissante, féconde, sur ce sujet d'un si haut intérêt; de provoquer à cet égard de nouvelles recherches scientifiques qui pourraient éclairer enfin ce point si obscur de la pathologie comparée, substituer à ce *quid divinum* des anciens, et qui n'est autre qu'un aveu d'impuissance invoqué aussi par la science actuelle, une explication au moins plus conforme à la raison et au bon sens. De cette étude appliquée à la climatologie comparée des régions, qui embrasserait à la fois toutes les données relatives à la constitution atmosphérique et médicale, à l'hygiène, à la nature des terrains et des eaux, étude qui n'a pas été faite, il résulterait des notions précieuses, d'une haute portée, sur l'étiologie des maladies endémo-épidémiques, les moyens de les combattre, — s'éloigner des voies tortueuses de l'empirisme, et acquérir ainsi la connaissance plus intime des maladies spéciales aux différents climats.—Ces considérations nous éloignent du sujet sur lequel il nous reste à présenter quelques développements relatifs à la thérapeutique.

Le traitement appliqué à cette maladie est purement palliatif, fondé sur l'expectation; de simples applications émollientes, et garantir du contact de l'air la partie malade, tels sont les moyens utilisés jusqu'ici, et que le peu de gravité de cette affection a sans doute accrédités. La médication est donc fort peu satisfaisante, surtout pour les individus atteints, et elle nous semble susceptible de nouvelles études.

En nous fondant sur la nature, le caractère même de la maladie, envisageant ensuite dans les affections de la peau les propriétés médicales des eaux alcalines de Vichy, ne serait-on pas en droit d'attendre de l'intervention de celles-ci des résultats très-avantageux, tant au point de vue de la prophylaxie, que sous le rapport de la durée et des moyens curatifs qu'elle comporte? Nous croyons devoir répondre à cette question par l'affirmative, en invoquant toutefois la sanction de l'expérience et de la pratique pour lui imprimer une valeur réelle et détruire l'influence glaciale du doute sur ce grave sujet.

Nous marchons dans la voie du progrès, dussent nos opinions devenir le bûcher des sceptiques; si nous heurtons des préjugés hantés par l'empirisme, nous avons du moins pour mobile cet adage rassurant : « *Nil humani a me alienum puto.* »

Le bouton d'Alep ou de Bagdad, comme affection tuberculeuse spéciale de la peau, offrant une période de développement de cinq mois environ, une autre de déclin u peu plus longue, se présente avec tous les caractères d'une maladie chronique d'emblée : deux éléments im portants à envisager au point de vue de la médicatio minérale, qui surtout possède toute son efficacité dans ce cas. On sait l'énergie d'action des eaux de Vichy dans les affections cutanées, d'une part, et leur influence speciale

dans la plupart des maladies chroniques ; cette action se
trahirait-elle dans cette singulière maladie ?

Il est à remarquer que ce tubercule, unique, quelquefois multiple, intéressant toute l'épaisseur du derme, le
tissu cellulograisseux, survient habituellement chez des
individus dont les fonctions de la peau sont languissantes,
peu développées, par cette absence d'exercice, cet état
d'inactivité, qui semble résulter du séjour de cette partie
de l'Orient ; l'indication serait donc, au premier chef, de
réveiller ces fonctions pour ainsi dire éteintes, de rétablir
la transpiration cutanée, et la ramener à l'état physiologique.

On sait que c'est par leur action sur les grandes surfaces
de l'économie, l'appareil tégumentaire, que les eaux de Vichy en particulier opèrent des résultats efficaces, réveillant
leurs propriétés vitales qu'elles ramènent à la rectitude normale ; la théorie chimique ne manquerait pas de voir dans
cette maladie un résultat du séjour des *acides* dans nos
humeurs, provoqué par l'inertie des fonctions de la peau,
qui les empêche d'être rejetés par cette voie au dehors.
Mais nous n'avons pas à envisager ici cette méthode, aujourd'hui tombée dans la sphère du roman ; les eaux alcalines, considérées sous le rapport de leur influence générale, dynamique, sur l'économie, agiront déjà d'une
façon puissante et salutaire par la grande surface tégumentaire ; prises en bains, contenant en solution les sels
de Vichy, à la dose de 500 grammes et plus, suivant les
indications ou les effets obtenus, et insistant sur leur
usage suivi, elles pourront soit prévenir l'affection, soit

en arrêter le développement, résultat surtout à désirer lorsqu'il s'agit d'une maladie à évolution si longue et assez douloureuse.

Que si nous considérons le bouton d'Alep sous le point de vue de sa nature pathologique, comme un engorgement hypertrophique du tissu cellulo-graisseux, n'aurons-nous pas encore un très-utile adjuvant dans les eaux alcalines de Vichy? Ces eaux, presque toujours efficaces dès qu'il s'agit d'un engorgement à résoudre, seront donc suivies de résultats favorables surtout là où le tissu cellulo-adipeux constitue l'élément morbide à combattre. En effet, suivant l'expression d'un praticien qui fait autorité dans la science, les eaux minérales alcalines sont un puissant moyen de combustion carbonique et doivent être envisagées comme le *vicaire de l'exercice*. Les individus trop sédentaires sont aussi bien sujets à l'hypertrophie du foie qu'à l'obésité produite par la surabondance du tissu graisseux ; or la graisse étant un élément carboné, l'eau de Vichy comme élément de combustion carbonique trouve particulièrement ici son indication ; elle peut, dans cette affection, ou prévenir ou hâter son évolution, et par suite affranchir les malades de cette hideuse cicatrice qui accompagne toujours le bouton d'Alep, circonstance surtout à envier chez les femmes, qui y sont exposées comme les hommes : il ne faut pas oublier, en effet, que l'ulcération qui survient après la période de suppuration peut avoir une étendue ayant quelquefois huit centimètres de diamètre, et que la durée de cette période de l'ulcération est de cinq à six

7 *

mois. Il est évident qu'arrivée à ce point, les eaux alcalines ne peuvent avoir qu'une efficacité douteuse, ou inopportune. C'est à la période d'éruption qu'elles peuvent surtout agir en provoquant la résorption du tubercule, ou le faisant avorter.

Si on envisage enfin la maladie au point de vue de son étiologie, qui n'est pas encore rigoureusement établie, et qu'on la rattache à l'usage des eaux saumâtres, cause à laquelle on peut assigner une certaine valeur, quoique contestable, mais qui semblerait fondée si l'on tient compte du caractère même de l'affection, de la topographie circonscrite où elle se développe (*au voisinage des lacs d'eau salée et sans écoulement*); si donc on tient compte de ces opinions, on comprendra tout le parti avantageux que l'on peut tirer de l'usage des eaux de Vichy, prises à divers intervalles, comme moyens préventifs, en boissons et en bains. En effet, les eaux saumâtres peuvent être physiologiquement comparées aux eaux marécageuses dont l'usage en boisson a déterminé des fièvres paludéennes graves; c'est là un fait d'observation incontestable qui témoigne d'une infection palustre, au même titre que l'emploi des eaux saumâtres, qui pourraient bien aussi être suivies d'une sorte d'intoxication, dont l'effet se traduirait dans ce cas par ce tubercule volumineux, intéressant toute l'épaisseur du derme. Hypothèse discutable, et qui peut être logique ou fondée; c'est à l'analyse, au temps et à l'expérience à se prononcer sur ce point.

L'usage des eaux de Vichy administrées à l'intérieur et prises en bains à certains intervalles nous semble

devoir être appelé à occuper une place importante
dans la thérapeutique de cette maladie, à laquelle
on n'a su jusqu'ici opposer que l'expectation et des
moyens purement palliatifs ou insignifiants. Or dans les
fièvres résultant d'une intoxication palustre, particulièrement dans la cachexie consécutive, où persiste toujours
l'élément morbide, nous savons déjà tous les salutaires
effets produits par la médication thermale et tout porte
à croire que cette efficacité ne se démentirait pas dans le
traitement appliqué au bouton d'Alep, qui, par sa nature,
par son évolution, pourrait bien avoir quelques points de
contact avec la cachexie paludéenne, pouvant comme elle
résulter d'une infection spéciale.

Nous ne devons pas, en effet, perdre de vue que les
étrangers qui ont résidé momentanément dans l'une de
ces villes, où cette affection est endémique, en sont
atteints à leur tour tôt ou tard et souvent même fort
longtemps après avoir quitté la contrée; cette circonstance se représente dans des conditions identiques
eu égard à l'intoxication palustre; dès qu'un malade
a habité un pays à fièvres endémiques, quand bien
même, jusqu'au début de l'accès, il n'aurait jamais été atteint, on doit néanmoins en conclure qu'il subit actuellement l'influence palustre. L'habitation dans une contrée
où sévit le type intermittent doit donc être prise en sérieuse considération; nos soldats d'Afrique, après avoir
quitté l'Algérie sans avoir éprouvé le moindre accès, ont
souvent leurs premières attaques en France ou dans les
régions non palustres.

Nous sommes donc fondé à appeler toute l'attention de nos confrères exerçant en Orient sur cette similitude, qui nous semble digne d'intérêt et, attentivement observée, peut répandre de nouvelles lumières sur le traitement de cette singulière maladie, qui peut trouver dans les eaux minérales de Vichy un élément de modification profonde dont quelques rares insuccès ne sauraient infirmer la valeur curative.

Que si l'on nous objecte que nous sommes ici sur le terrain de l'hypothèse, nous répondrons que toutes les théories médicales ont ainsi débuté; issues de ce principe, elles ont reçu plus tard la sanction de l'expérience et de la pratique, et comme c'est à cette intervention féconde que nous entendons faire appel, nous espérons que l'avenir viendra sans doute confirmer nos opinions, reposant sur des données sérieuses, provenant d'études attentives et longtemps suivies.

ICTHYOSE.

La plupart des maladies de la peau, qui, autrefois, se présentaient sous toutes les formes, même les plus graves, en Occident, à l'époque du moyen âge, semblent avoir aujourd'hui disparu de l'Europe occidentale, où elles n'ont laissé que de rares exemples, qui attestent encore leur passage parmi nous, et dont l'intensité est relativement bien inférieure à celle qui les signalait à une autre époque. Ces affections cutanées, remarquables par leur aspect si étrange, non moins que par leur gravité, sont restées inscrites actuellement dans la pathologie de certaines régions de l'Orient, où elles existent à l'état endémique, comme la lèpre, appelée aussi *éléphantiasis* tuberculeux, forme si grave, qui sévissait en France au quinzième siècle, la lèpre squameuse, décrite par Willan, et qui existe encore en Europe, enfin l'icthyose, dont nos hôpitaux présentent quelques cas isolés, mais endémique comme les précédentes dans certaines contrées de l'Asie-Mineure et de l'Egypte. Ces diverses maladies, dont l'étiologie semble étrangère à toute influence climatologique, résultent sans doute des conditions d'hygiène, d'habitat et d'alimentation spéciale, adoptée par ces populations, qui paraissent s'éloigner du contact de la civilisation européenne, dont les progrès ont inévitablement contribué à faire disparaître ces graves affections de notre climat. Non-seulement elles sont endémiques, mais héréditaires, et très-souvent congénitales.

L'ichthyose (en grec ιχθύς, poisson) est cette dénomination imposée par Alibert à une maladie squameuse de la peau résultant d'un épaississement de l'épiderme, qui est recouvert d'écailles plus ou moins dures et comme imbriquées. On a cru observer dans la disposition de ces écailles quelque analogie avec celles de la carpe, d'où le nom donné à la maladie. Les squames sont susceptibles de s'enlever facilement, soit par des frictions, soit par l'usage de bains, mais elles se reproduisent avec une extrême facilité : tantôt elles offrent une coloration nacrée ou grisâtre qui leur donne une certaine ressemblance avec les écailles du serpent (ichthyose nacrée); tantôt elles ont une teinte noire, avec une dureté sensible, et présentent l'aspect de la corne (ichthyose cornée). Enfin, dans certaines régions de l'Orient, on rencontre quelquefois une forme vraiment hideuse, disparue de l'Europe, et qui a fait donner aux individus qui en sont atteints le nom d'hommes *porcs-épics*, qui méritent certainement une place dans la tératologie. Il ne s'agit plus ici de squammes ou d'écailles; la peau est alors comme hérissée d'appendices assez comparables à des piquants, ce qui détermine cet aspect réellement monstrueux qu'offre le malade.

Il est à remarquer que dans l'ichthyose, la peau n'est généralement pas enflammée, qu'il n'existe ni douleurs ni phénomènes fébriles; mais il est toujours question d'une

maladie essentiellement chronique, qu'on a eu le tort de
confondre avec la pellagre, dont elle est loin de posséder
les caractères et la gravité, surtout au sujet des centres
nerveux : l'observation du moins constate qu'il en est
ainsi en Orient, si j'en crois les documents qui m'ont été
fournis et les faits que j'ai pu recueillir moi-même ;
rien dans les symptômes, et le mode d'évolution de
l'ichthyose ne m'a permis d'entrevoir quelque analogie
avec la pellagre, dont je n'ai jamais ni vu ni entendu
relater l'existence en Turquie.

Dans cet état particulier qu'offrent les couches exté-
rieures de la peau, l'épiderme acquiert un degré de ru-
desse remarquable, et les plaques furfuracées, qui s'en
détachent et se reproduisent sans cesse, sont pour les malades un juste sujet de désespoir. On a proposé plusieurs
moyens plus ou moins favorables pour rendre à la peau
sa souplesse et sa douceur normales. Presque tous ont
échoué ; — les bains simples, de vapeur, les lotions muci-
lagineuses et enfin les frictions pratiquées avec la pierre
judéenne, produit assez étrange, usité en Orient pour enlever la barbe et les poils par des frictions réitérées, dont
on retire d'assez bons effets dans l'affection qui nous occupe, dès qu'il s'agit de rendre à la peau son état souple
et poli qu'elle possède. Ce moyen ne saurait avoir qu'une
action purement palliative ou temporaire ; les lamelles se
reproduisent bientôt avec la ténacité habituelle ; on est
obligé d'insister sur cette pratique, qui peut à la longue
déterminer une irritation sérieuse, car la susceptibilité de
la surface tégumentaire est autrement vive que celle des

membranes muqueuses, beaucoup plus tolérantes à l'égard
des irritants énergiques que la peau.

Mais une médication qui nous semble devoir être suivie
de résultats favorables, et qui mérite de fixer toute l'attention du praticien, est celle qui est fondée sur l'administration des eaux alcalines longtemps continuée ; si l'on
tient compte en effet des nombreuses observations relatives aux affections cutanées, où les eaux de Vichy ont
témoigné surtout de leur efficacité, si l'on envisage l'état
morbide de la peau, cette induration du derme qui caractérise l'icthyose, la suppression des fonctions de l'organe,
qui en est la suite, et appréciant en outre la nature des
principes minéraux, comme les modifications physiologiques imprimées à l'économie tout entière sous l'influence du traitement hydro-minéral, nous pourrons dès
lors considérer les eaux de Vichy comme susceptibles
d'opérer les résultats les plus avantageux dans une maladie aussi désespérante.

Mais comment, dira-t-on, prétendre, avec une médication unique, obtenir des effets curatifs, une amélioration
profonde dans une série d'affections toutes différentes les
unes des autres ? Nous répondrons que, malgré cette diffé-
rence, toutes ces maladies ont un trait commun, la chronicité, qui comporte dans ces individualités une indication générale à remplir, également commune à toutes ;
c'est le rétablissement des forces, le retour des fonctions
générales de l'économie à l'état normal, le réveil de ces
fonctions languissantes ou éteintes qu'il importe de ramener à l'état physiologique. Il faut bien s'en convaincre,

c'est en s'adressant aux sympathies morbides que la médication hydro-minérale exerce ensuite toute son influence sur chaque organe malade ; c'est en procédant
ainsi par l'organisation tout entière qu'elle va porter
atteinte aux individualités morbides ; envisagées sous ce
point de vue, les eaux minérales constituent réellement
une précieuse médication, dans tant de maladies chroniques, malgré les opinions contraires, qui, à nos yeux,
sont loin de faire autorité.

En agissant sur ces grandes artères de l'économie, la
membrane muqueuse gastro-intestinale et la peau, dont
elles raniment les fonctions inactives elles atteignent ensuite par leurs affluents l'organe malade, qui reprend
secondairement sa rectitude normale, avec lenteur il est
vrai, mais du moins avec des progrès sensibles et satisfaisants ; si nous faisons l'application de ces principes à la
maladie qui nous occupe, nous comprendrons de suite
toute l'efficacité qu'on peut attendre de l'administration
des eaux alcalines de Vichy.

L'indication capitale à remplir ici, comme dans tout état
morbide de la peau, est de ranimer ses fonctions toujours
abolies dans l'icthyose ; ramener cet organe au ton physiologique, rétablir la perspiration et la transpiration cutanées, tel est le but auquel on doit tendre en premier lieu.
Cette disposition icthyosique, caractérisée par l'épaississement, l'induration du derme, pourra se trouver modifiée
aussi bien par les eaux prises en boisson que par les bains
longtemps prolongés. En agissant sur les voies digestives
toujours languissantes, elles porteront atteinte à la grande

circulation, produiront sur la crase du sang une modification favorable, en même temps que par leur action stimulante spéciale elles en activeront le cours; le réseau
capillaire de la peau en subira à son tour une influence
nouvelle, et bientôt se rétablira cette fonction importante,
la transpiration insensible. Comme maladie dénuée de
toute trace d'inflammation, envisagée au point de vue de
cet état de congestion passive de la peau, la médication
hydro-minérale de Vichy se trouve donc assez indiquée
dans l'icthyose; — affection qui, par sa nature même, son
mode d'évolution et sa persistance opiniâtre, semblerait
présenter les caractères propres à faire ressortir l'efficacité d'un traitement que des observations multipliées relatives à des maladies cutanées différentes nous engagent
à proposer sans hésitation.

LITHIASIE URINAIRE.

La plupart des médecins qui ont exercé en Orient ont été frappés de la rareté de certaines affections, opposée à leur fréquence parmi nous. Ainsi la goutte, certaines affections calculeuses qui en dépendent, sont assez rares en Turquie, ce qui tient sans doute à cet état de civilisation languissante qui existe chez les Turcs ; car la goutte, bien que née avec le monde, si l'on en croit Aétius et Alexandre de Tralles, a fait de singuliers progrès avec les perfectionnements de la civilisation, dont elle est devenue pour ainsi dire un triste apanage, au même titre que la chlorose, dont nous aurons l'occasion de nous entretenir bientôt.

Si donc, ainsi que le dit Boiste, la goutte nous apprend que l'absence de la douleur peut suffire à la félicité, on doit, sous ce rapport, considérer les Turcs comme les mortels les plus heureux de la terre, attendu qu'ils sont complétement à l'abri de ses atteintes.

Mais il n'en n'est plus de même — eu égard aux autres affections — dans certaines régions de l'Orient, comme la Perse et les anciennes provinces limitrophes, la Médie, l'Hyrcanie, les confins de l'Arménie, quelques contrées du Liban, et l'Égypte, ou l'on observe très communément cette maladie calculeuse, la lithiasie, qui consiste dans la formation de calculs dans les voies urinaires.

Quelle peut être la cause de cette affection, dont l'existence a tout lieu de nous étonner en Orient, si l'on en juge par le genre d'alimentation adopté en général par toutes les populations?

Si nous avons égard aux documents résultant d'observations sérieuses, faites par le docteur Pollak, médecin exerçant en Perse depuis longtemps, puis, celles fournies par le docteur Tolosan, médecin du schah de Perse, nous constatons que la lithiasie provient de la fréquence de la diète, de l'usage du lait et surtout du lait acide, des fruits acides et verts et même du vin, qui, dans ces pays ingrats, est loin d'avoir toutes les qualités désirables.

En appréciant au point de vue statistique les observations du docteur Pollak soumises à la Société de médecine de Vienne, nous voyons que dans un espace de huit années, de 1852 à 1860, ce praticien a recueilli 158 cas de lithotomie. Et nous ferons remarquer que la lithiasie sévit surtout chez les enfants de 1 à 7 ans; car sur ces 158 observations les enfants atteints sont au nombre de 60. De 8 à 14 ans, on en compte 58 : total 118 cas de 1 à 14 ans. C'est dans la période de 15 à 21 ans que le docteur Pollak trouve le chiffre le plus faible, 9 cas seulement, et 16, de 21 à 50 ans; il a constaté de plus que dans 147 cas, on n'a trouvé qu'un seul et unique calcul.

Nous ferons observer que sur ces nombreux malades, la taille latérale a été pratiquée par le docteur Pollak 121 fois, la taille rectale 2 fois, et nous avons peine à croire au chiffre des guérisons obtenues porté à 144, avec ce procédé chirurgical, qui est loin de donner les mêmes résultats en France.

D'un autre côté, le docteur Tholozan, premier médecin du schah de Perse, a présenté à la Société de Chirurgie, dans l'année précédente, un mémoire relatif à quatorze opérations de lithotomie, qu'il a pratiquées lui-même dans l'espace de quelques mois, et qui, si l'on en croit ce praticien, ont été suivies toutes d'un succès complet : il est vrai, il faut le reconnaître, que les opérations san-glantes de la chirurgie, sont loin d'être suivies, comme en France, des fâcheux résultats qu'on a trop souvent à déplorer parmi nous, alors que, sous l'influence d'un cli-mat plus chaud et à température plus constante, condi-tions atmosphériques que l'on retrouve en Perse, on voit les affections suppuratives généralement amendées dans un sens favorable. Ainsi les lésions traumatiques d'une certaine gravité dans les régions septentrionales, ont un caractère de bénignité remarquable dans les pays chauds : aussi voit-on souvent des amputations dans certaines contrées de l'Orient, suivies d'une réunion immédiate par première intention dans un délai relativement fort court.

Le tétanos, la pourriture d'hôpital, la résorption puru-lente, symptômes de complication souvent imminents en France, ne surviennent dans ces pays méridionaux qu'à titre de rares exceptions :

Cette immunité relative aux grandes opérations chirur-gicales qui caractérise habituellement les contrées dont le climat est à la fois plus chaud et plus constant autorise sans doute les praticiens à avoir plus de confiance dans le

succès des affections qui réclament le concours de la chirurgie; mais nous sommes loin de voir dans ce fait une
raison suffisante qui puisse les dispenser de recourir à
des procédés opératoires plus simples, plus rapides et
moins douloureux, comme la litrotritie pratiquée suivant
la méthode de M. le docteur Guillon, particulièrement
lorsqu'il s'agit des maladies calculeuses chez les enfants ;
nous insisterons sur ce point important dans le cours de
cette étude.

Quoiqu'il en soit, les observations recueillies par le docteur Tholozan viennent encore témoigner de la fréquence
de la lithiasie urinaire en Orient et des ressources puissantes que l'on peut attendre des propriétés médicales des
eaux alcalines de Vichy, opposées à cette affection, et
surtout en vue de porter atteinte à la constitution *lithique*, en vertu de laquelle les calculs tendent incessamment
à se reproduire, ainsi que nous en parlerons plus bas.

Qu'il nous soit donc permis ici de déplorer hautement
que la lithothritie, telle qu'elle est comprise et pratiquée
par M. le docteur Guillon, ne soit pas plus en crédit dans
ces contrées reculées de l'Orient, et ne vienne pas enfin se
substituer à cette opération sanglante, la taille périnéale,
si souvent suivie de résultats funestes. Nous avons eu
l'occasion de développer cette grave question dans une
étude publiée par le *Courrier médical* du 23 août 1862, et
où nous exposons, sur des faits, les immenses avantages
qu'on est en droit d'attendre des lithotriteurs à levier de
M. le docteur Guillon, et de ses procédés opératoires, qui
font de la taille chirurgicale une opération à laquelle on

ne doit désormais recourir que dans des circonstances tout à fait exceptionnelles.

En énumérant plus haut les causes diverses qui donnent naissance à ces calculs, d'après les opinions du docteur ollak, on ne doit pas s'attendre à l'existence de ce prin-ipe, qui en fait le plus ordinairement la base, l'acide urique. L'opinion de Scudamaure, qui rattache la gravelle urique à la diathèse goutteuse, n'a rien à faire ici. Il n'est donc pas douteux que ces calculs résultent de la présence de sels de chaux, qui les constituent en grande partie ; d'autres fois, ils sont formés de cystine, ou oxyde cystique le xanthine ou oxyde urique, et de phosphate ammoniaco-magnésien combinés.

On rencontre surtout en Égypte des cas d'affections cal-culeuses où l'on aurait observé assez fréquemment la présence de l'acide urique, et, suivant les observations du docteur Clot-Bey, ces calculs formés de cystine, d'u-rate d'ammoniaque et de phosphate ammoniaco-magné-sien, seraient assez fréquents. On les rencontre égale-ment dans ces contrées dont je viens de parler, mais ils sont plus rares ; et les plus communs sont les calculs formés par les sels de chaux, phosphate et oxalate de chaux ; quant à ceux qui ont pour base l'acide urique, ils doivent être moins fréquents, ce qui est le contraire en France et autres provinces de l'Europe.

Mais si nous en croyons les assertions présentées sur ce sujet par M. Giraldès, la base de ces calculs chez les en-fants est le plus communément l'acide urique. Il n'est pas rare, dit-il, de rencontrer dans les reins de ces derniers des dépôts d'urate de soude et même de véritables calculs.

Les opérations chirurgicales relatives à ces affections chez les enfants sont trop souvent suivies de complications graves et souvent inévitables pour que la lithotritie ne soit pas désormais adoptée dans la grande majorité des cas, surtout avec le concours de la méthode de M. le docteur Guillon, que nous ne saurions trop recommander dans cette circonstance : à cet âge, en effet, les fistules consécutives à la lithotomie, les lésions imminentes résultant d'une manœuvre chirurgicale qui ira intéresser un organe étranger, comme le rectum, et peut être des vaisseaux importants, accidents qu'il n'est pas toujours possible de prévoir chez d'aussi jeunes sujets, sont des motifs sérieux qui militent en faveur de la lithotritie, dont les avantages réels nous semblent beaucoup trop méconnus en Orient, particulièrement dans ces maladies de l'enfance :

M. Alquié, professeur à la Faculté de Montpellier préconise hautement la supériorité de cette méthode sur l'opération de la taille périnéale, ou la cystotomie principalement chez les enfants calculeux; et toujours il n'a eu qu'à se louer des résultats obtenus. Il réitère l'opération plusieurs jours de suite, n'exerçant des manœuvres que pendant quelques minutes, cinq au plus pour les reprendre le lendemain. Mais à cette époque les lithotriteurs à levier inventés par le docteur Guillon n'étaient pas alors assez généralisés dans la pratique chirurgicale d'où certaines rivalités ambitieuses cherchaient à les exclure, pour donner la préséance à leurs procédés propres.

M. le docteur Guersant vient à son tour nous apporter le concours de son témoignage sur cette grave question. Sur cinquante-deux opérations de taille périnéales pratiquées chez des enfants d'âge différents, *trois fois il lui est arrivé d'inciser le rectum*, et l'un de ces anciens opérés rentré à l'hôpital après un certain laps de temps, était affecté d'une fistule vésico-rectale, d'où l'urine arrivait incessamment au rectum. M. le docteur Guillon expose dans sa brochure, sur ce sujet, qu'après avoir été consulté par un certain nombre d'anciens calculeux, qui avaient subi l'opération de la taille dans leur jeune âge, ils ne purent qu'avec de grandes difficultés, se guérir d'incontinences d'urines, résultats habituels de cette opération. J'ai eu, entre autres, l'occasion d'observer un fait relatif à la taille bilatérale pratiquée chez un enfant à l'hospice de Charenton, par M. Deguise, et qui conserva longtemps une fistule périnéale. Traité plutard par M. Giraldès, le malade, après d'autres essais infructueux, guérit enfin par l'emploi de la cautérisation électrique, procédé dont l'application comporte de grandes difficultés, si l'on tient compte de l'exiguité de diamètre qu'offre le trajet fistuleux, puis de la nécessité d'obtenir des cautères assez étroits pour les faire pénétrer dans ces trajets.

Ainsi que je l'ai exposé précédemment, la fréquence des calculs vésicaux est non moins accusée en Égypte qu'en Perse, d'après les observations recueillies aussi par le docteur Larrey, le grand praticien, qui a doté la chirurgie de si précieux documents et comme je viens de le dire, par le docteur Clot-Bey, qui nous a fait connaître dans un mémoire intéressant sur ce sujet, la pratique des chirurgiens arabes pour en faire l'extraction ; il nous a fait également le compte-rendu des résultats d'une quarantaine d'opérations de taille, pratiquées par lui-même, non sur des enfants, mais chez des adultes pour lesquels l'existence de la pierre est un motif d'exemption du service militaire.

, Si nous ajoutons foi aux faits invoqués par ce praticien eu égard à la fréquence des affections calculeuses en Égypte, le principe qui en constitue la base serait l'acide urique, et dans ce cas l'utilité des eaux minérales de Vichy trouverait une indication en quelque sorte étiologique, alors qu'il s'agit surtout de s'opposer, non à la présence du calcul, mais d'en prévenir, après l'opération, la formation ultérieure toujours imminente, en vertu de cette constitution *lithique* particulière du sujet, ainsi que nous allons en parler bientôt.

N'avons nous pas lieu de nous étonner ici et de la fréquence des affections calculeuses, et de la présence habituelle de l'acide urique comme base de ces calculs, dans une contrée ou l'alimentation adoptée est loin d'être substantielle ou succulente, mais surtout végétale, souvent insuffisante dans la classe inférieure, en général un régime peu animalisé par suite des exigences même du climat. Ce phénomène si étrange ne semble-t-il pas ébranler les notions étiologiques acquises sur l'origine de la

gravelle urique, des maladies calculeuses, résultant habituellement dans nos contrées de l'usage trop fréquent d'a-
liments azotés, succulents, trop substantiels, des vins gé-
néreux, des boissons alcooliques?

La physiologie, en effet, nous apprend que les animaux
carnivores rendent des urines acides, qu'au contraire les
herbivores rendent des urines alcalines. Si des animaux,
nous passons à l'homme, nous savons que soumis à un régime exclusivement azoté il rend des urines acides. Les
expériences faites sur les condamnés à la manufacture des
Gobelins, à une époque dont les us et coutumes seraient
si répulsives pour nos mœurs actuels, sont assez concluantes à cet égard. L'individu qui s'assujétit au jeûne
prolongé, à une abstinence radicale est autophage, et par
conséquent rend des urines acides; il faudrait donc en
conclure qu'une alimentation insuffisante, et voisine de
'abstinence serait susceptible de provoquer la formation
des calculs à base d'acide urique dans les voies urinaires.

C'est en invoquant ce fait physiologique, que nous pourrions nous rendre compte de la fréquence de ces maladies
en Égypte, ou nous avons eu l'occasion de vérifier nous-
même, et souvent, toute l'austérité du régime adopté chez
les descendants surtout des anciens Égyptiens, les Co-
phtes et les Fellahs. Mais nous savons également combien est répandu en Égypte et dans tout l'Orient, l'usage
toujours abusif du café, que semble autoriser pour ainsi
dire la constitution climatérique du pays. Au point de vue
de la fréquence des calculs, à base d'acide urique, n'y
aurait-il dans ce fait qu'une simple coïncidence et ne de-

vrait on pas y voir au contraire un rapport de cause à effet?

Ainsi que j'ai eu déjà l'occasion d'en parler dans une brochure sur l'*Orient contemporain*, le café employé d'une manière abusive, comme on l'observe en ce pays, possède des propriétés anaphrodisiaques manifestes, et si nous interrogeons sur ce point la chimie médicale nous constatons que la torréfaction modifie la composition du café ; le sucre est changé en caramel, la graisse, l'acide citrique, l'acide tannique sont décomposés, l'huile essentielle se volatilise. La caféine reste la même, mais devient en partie libre. Les principes caractéristiques et actifs de l'infusion sont la caféine et les substances empyreumatiques ; la caféine prédomine dans la décoction et les matières empyreumatiques dans l'infusion. Si nous envisageons les qualités nutritives de cette substance, nous observons que les matières azotées qu'elle renferme, ne passent qu'en assez minime quantité dans l'économie. Mais ce qui résulte d'observations sérieuses et que maintes fois j'ai pu vérifier, c'est que le café ralentit l'excrétion de l'urée, de l'acide phosphorique, et par suite exerce sur l'activité du travail nutritif un ralentissement sensible. C'est ainsi qu'il supplée à une alimentation peu substantielle et sous ce point de vue devient un véritable aliment ; de plus il imprime à la circulation générale comme au système nerveux un surcroît d'activité évident, ce qui provoque cet état de bien être général que l'on éprouve après l'avoir pris.

Envisagé de la sorte, le café ayant la propriété de

ralentir l'excrétion de l'urée, de constituer une matière
alibile indirecte, et d'être un excitant du double système
circulatoire et nerveux, lorsqu'il est pris surtout à doses
réitérées ou abusives, comme cela a lieu dans les contrées de l'Orient, ne serait-il pas apte à provoquer dans
les voies urinaires la formation des calculs à base d'acide
urique?

Cette explication purement hypothétique ne serait peut
être pas étrangère à la fréquence de ces affections observées en Égypte et en Perse, à l'égard des quelles il serait
difficile de se rendre compte dans l'état actuel de la
science, de leur existence avec de telles conditions de
régime et de climat.

L'opinion de Baglivi sur ce point serait en opposition
assez formelle avec cette manière de voir, lorsqu'il dit
quelque part, mais sans en donner des motifs bien satisfaisants : *Potus theæ et caffe inter reliqua remedia calcu-
losis et podagricis excellunt.* Il est donc difficile de se faire
une idée bien arrêtée sur les circonstances étiologiques
qui peuvent déterminer la formation des calculs dont on
rencontre tant d'observations en ce pays.

Malgré toutes ces considérations sur lesquelles la
science saura nous donner plus tard des conclusions plus
décisives, la prédominance de l'acide urique dans les calculs indique toute l'opportunité des eaux de Vichy, et
l'énergie spéciale qu'elles possèdent pour modifier avantageusement l'organisation dans ce sens; elles peuvent être
considérées comme un agent prophylactique, qui remédie
surement à cet état organique en vertu duquel ces corps

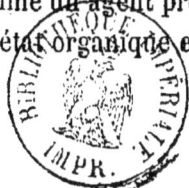

9

étangers se reproduisent d'une manière imminente dans les voies urinaires; nous pouvons d'ailleurs invoquer sur ce point les expériences faites sur les eaux de Vichy, pour en constater l'efficacité dans les affections calculeuses; ces expériences déjà anciennes, et qui sont loin d'avoir toute la rigueur désirable, ont fait l'objet d'un rapport qui fut présenté à l'Académie de médecine, et nous en reproduisons les conclusions, qui n'en témoignent pas moins de la spécialité d'action des eaux alcalines dans ce cas : il y est donc établi que :

1° « Les concrétions urinaires sont attaquées par l'u« rine lorsque celle-ci est devenue alcaline par suite de « l'usage des eaux thermales de Vichy prises en bains ou « en boissons. »

Nous ajoutons que cette assertion est purement hypothétique, et qu'il serait difficile sinon impossible d'établir la dissolution des concrétions urinaires sous l'influence des alcalins, dans l'économie même ; c'est là, de la médecine d'amphithéâtre, que renient d'ailleurs l'observation et la pratique :

2° « Il n'est pas prouvé que des concrétions urinaires « d'un volume assez considérable, pour constituer de vé« ritables calculs, aient été entièrement guéries par ces « eaux. »

Nous n'avons aucune peine à croire à l'exactitude de cette affirmation, qui semble d'ailleurs en contradiction avec la précédente.

3° « Cette guérison n'est nullement impossible, elle of« fre même de grandes probalités. »

Le fait est incontestable dès qu'il s'agit de porter atteinte à cette prédisposition organique, en vertu de laquelle l'affection à une tendance à se reproduire. Rétablir l'organisation dans sa rectitude normale, les eaux alcalines de Vichy ne vont pas au delà, et l'on ne doit pas en exiger plus. En effet, comme il n'est pas d'usage, ainsi que l'exprime M. le professeur Trousseau, que, dans l'état de santé, l'on se livre à la fabrication des calculs, — tant que la médecine thermale, qui possède *sur eux* une si grande puissance, — continue à faire ressentir ses effets, il ne se forme aucun produit nouveau ; mais aussitôt que les habitudes physiologiques viendront à se troubler, les corps étrangers se reproduiront.

L'illustre professeur nous fait comprendre dans ces quelques mots, la nécessité d'insister longtemps sur l'administration des eaux alcalines, en même temps qu'il en signale implicitement toute l'importance.

M. O. Henry, chargé des travaux chimiques, fut invité ensuite par la commission à lui soumettre l'analyse de ces calculs ; il a exposé dans son rapport les conclusions suivantes, à savoir :

1o « Que l'eau minérale naturelle de Vichy, comme
« toutes les eaux alcalines gazeuses en générale, agit
« d'une manière non douteuse sur les calculs des voies
« urinaires. »

Reste à savoir le mode d'action précis qu'exerce l'eau minérale sur ces calculs, envisagée surtoul dans l'économie, ce qu'il est impossible de préciser, attendu que les mystérieuses opérations de la *chimie vivante* sont loin de de se produire comme celles que l'on observe dans une cornue, et qu'on ne saurait raisonnablement attribuer à la nature, nos procédés étroits et bornés de laboratoire.

2° « Que les effets de l'eau minérale sur ces calculs « consistent non-seulement dans la dissolution de plu- « sieurs principes de ces concrétions, mais encore dans « la désagrégation de leurs ingrédients ; d'ou résulte « d'une part la diminution de volume de ces calculs, di- « minution qui peut amener leur expulsion naturelle hors « de la vessie par les urines : de l'autre leur division na- « turelle, qui conduit aux mêmes résultats ; ou enfin leur « plus grande friabilité, qui favorise singulièrement les « efforts mécanique de la lithotritie pour les réduire en « poudre. »

L'illustre chimiste ne parle ici que de l'immersion des calculs dans l'eau minérale alcaline, et des effets physio- logiques qu'elle peut ainsi exercer sur eux. Mais en in- duire de là des conclusions sur une action semblable, ana- logue dans l'économie vivante, c'est se perdre dans les nuages de l'hypothèse ou du roman, et l'on a peine à croire qu'un corps savant puisse raisonnablement se con- tenter de semblables divagations... !

3° « Que les calculs mis directement en contact avec « l'eau de Vichy et les fragment rendus naturellement « par des calculeux, soùmis à une certaine médication par « les eaux minérales, offrent des traces évidentes de l'ac- « tion dissolvante ou désagrégeante de ce liquide, soit « dans leur diminution en poids, soit dans les nouvelles « formes qu'ils présentent. »

Ce fait, on le comprend, ne saurait être confirmé du moins par des praticiens sérieux, lorsqu'il s'applique à l'organisation elle-même; il est reconnu, en effet, que les eaux minérales, qu'elle qu'en soit la nature, n'ont aucune action dissolvante sur les corps étrangers contenus dans le rein ou la vessie; lorsqu'un calcul est logé dans l'un de ces organes, il doit en être expulsé soit naturellement, si son volume en permet l'issue, soit artificiellement, dans le cas contraire, au moyen de la lithotritie.

Le charme de la prose de M. O. Henry pourrait peut être nous séduire, si elle portait avec elle le sceau de l'exactitude et de l'expérience clinique, ce qui en médecine, est d'une importance trop grave, pour s'en affranchir avec tant de légèreté Si donc le médecin ne peut pas plus porter atteinte aux calculs rénaux qu'aux calculs biliaires, il est du moins en son pouvoir de prévenir la formation ultérieure de ces corps étrangers, d'en empêcher le développement, et, d'après les paroles de M. Trousseau, de veiller, dans les cas de gravelle urique ou de calculs, au maintien d'une urine normale, à l'aide des eaux alcalines méthodiquement prescrites. Si l'on arrive à faire disparaître cette disposition organique en vertu de laquelle ces calculs ont été fabriqués, l'on aura beaucoup obtenu.

Les eaux minérales de Vichy, pense M. le professeur Trousseau et nous sommes ici complétement de cet avis, pourront immédiatement provoquer l'expulsion des cal culs, si le volume en est exigu, et faire que pendant quel-

9 *

ques années même les malades soient préservés de cette
aptitude à produire des corps étrangers, en un mot n'aient
plus la gravelle.

« Que fait alors, dit-il, une saison passée aux eaux?
« A-t-elle amené la dissolution des calculs? En aucune
« façon, mais elle a profondément modifié la constitution
« et elle l'a replacée dans sa rectitude normale. »

On comprend toute la portée et le grand sens pratique
que renferme une telle opinion à laquelle nous nous asso-
cions d'autant plus que nous avons maintes fois pu vérifier l'exactitude clinique qu'elle comporte.

M. le docteur Barthez, médecin en chef de l'hôpital militaire de Vichy, nous semble avoir ébranlé les conclusions même de ce rapport, présenté à l'Académie, en faisant observer, avec toute la justesse et l'esprit observateur que nous lui connaissons, que la nature chimique de
ces calculs n'avait point été constatée : « Ce qui était,
« dit-il, indispensable, attendu que pour les uns on au-
« rait pu apprécier la propriété dissolvante des eaux, et
« pour les autres, les phosphates, ou oxalates, leurs for-
« ces désagrégeantes, puis que la dissolution de ces der-
« niers produits est impossible avec des eaux alcalines. »
(*Guide pratique des malades aux eaux de Vichy*). Mais une remarque fort importante et non moins judicieuse de notre
honorable confrère consiste dans ce fait fort peu concluant
d'*avoir expérimenté en dehors du liquide urinaire*, ce qui,
ajoute-t-il, n'est pas la même chose que d'expérimenter
directement dans l'eau des sources, il s'en faut.

Nous nous rallions complétemen à l'avis du médecin en

chef de l'hôpital militaire, dont la haute expérience établie sur l'horizon vaste et varié que comporte sa position médicale est pour nous d'une valeur incontestable.

Nous sommes loin donc de nier le pouvoir désagrégeant qu'exercent les eaux alcalines sur les calculs *qui y sont immergés*. Mais le double rapport précédent ne nous donne aucune notion relative à l'action des urines devenues alcalines, sur les calculs, action toute différente de celle des eaux elles mêmes et surtout nous ne devons nullement conclure de ces effets produits sur des corps inertes par les eaux, à ceux qui s'opèrent sous l'influence de la chimie vivante, dont les opérations mystérieuses cachées dans les profondeurs de l'économie déroutent toutes les hypothèses illusoires de nos chimistes.

Malgré ces considérations critiques, il nous est permis d'entrevoir toute la puissance des eaux minérales de Vichy sur la *constitution lithique*, de comprendre les effets dynamiques ou vitaux obtenus sur l'ensemble de l'organisation elle-même, action dynamique dont l'importance absorbe les deux autres, action physique et chimique. En égard à cette dernière on ne doit pas oublier, ainsi que l'observe judicieusement M. le docteur Barthez, que les urines des personnes calculeuses renferment en solution les principes salins qui constituent les calculs et que si le phosphate de chaux est l'élément dominant, les eaux alcalines provoqueront un précipité phosphatique qui deviendra plus tard le noyau d'un nouveau calcul ; résultat sans inconvénient dès qu'il s'agit de ces corps étrangers à base d'acide urique ou d'urate d'ammoniaque, mais toujours funeste avec l'emploi des eaux alcalines, dès lors inopportunes toutes les fois que la nature phosphatique ou oxalique en est bien démontrée.

Ces affections calculeuses, constituées par les sels de chaux, ne sont plus tributaires des eaux minérales de Vichy, qui ne peuvent donc que les aggraver, et favoriser la reproduction d'autres calculs vésicaux à base de phosphates, en précipitant ces sels en dissolution dans les urines par l'influence des acides qu'elles renferment à l'état normal; que les alcalins interviennent, l'urine devenant alcaline, est impuissante à maintenir ces sels de chaux dissous, le précipité s'opère, et avec lui imminence d'un produit nouveau.

C'est aux eaux de Contrexeville, de Luxeuil ou de Plombières, qu'il faut envoyer ces malades; ces eaux minérales conviennent en effet à toute espèce de gravelle ou de calculs; c'est plutôt par une sorte d'irrigation répétée que par des combinaisons chimiques qu'elles agissent, et si les calculs ne dépassent pas un certain diamètre (11 millimètres), elles en déterminent sûrement l'expulsion. Mais pour les calculs formés d'urate d'ammoniaque, de cystine et d'oxyde urique ou xanthine, et même de phosphate ammoniaco-magnésien, les eaux minérales de Vichy jouissent d'une haute efficacité, de même que pour les calculs où prédomine l'acide urique; quel est alors le mode suivant lequel elles opèrent?

Est-ce par les suites d'une action dissolvante exercée sur ces corps étrangers? En aucune façon et nous retrouvons encore, dans cette circonstance, la nécessité de nous inspirer de la doctrine hippocratique du vitalisme, qui s'impose d'elle-même à notre insu, pour nous rendre compte des effets produits. C'est en vertu d'une action dynamique ou vitale exercée sur l'économie que l'amélioration de la maladie doit être envisagée ; lors donc qu'un calcul existe dans les reins, l'uretère ou la vessie, il faut qu'il en soit expulsé naturellement ou par l'intervention chirurgicale ; il n'est pas au pouvoir du médecin de porter atteinte aux calculs rénaux, vésicaux ou biliaires ; la nature seule, si elle trouve les conditions exigibles, peut agir, et après elle les moyens chirurgicaux : le médecin pourra bien s'opposer à la formation ultérieure du corps étranger, en arrêter le développement, et faire que l'urine se maintienne à l'état normal ; mais là se borne sa tâche et c'est assez ; dans le cas où le calcul n'offre pas un diamètre trop grand, les eaux de Vichy font quelquefois tous les frais de la guérison ; j'ai en ce moment sous les yeux une observation relative à un malade qui, s'éveillant une nuit pressé par un vif besoin d'uriner, à la suite d'efforts réitérés, rendit tout à coup douze graviers ou calculs de volume variable, mais dont six étaient de la grosseur de noyaux de cerises.

Je n'exagère nullement, et chacun sait que l'on en a vu rendre d'autres, dans des proportions tout à fait exceptionnelles, sous la seule influence des eaux minérales. Verra-t-on dans ce fait l'action dissolvante du bicarbonate de soude, qui aurait agi sur le calcul pour en dissocier les molécules? Ce point de vue étroit, borné, n'est pas acceptable : on ne saurait donc trouver d'explication que

dans un effet dynamique ou vital, une modification générale imprimée à toute l'organisation, et en vertu de
laquelle ces corps étrangers ont été expulsés. Dans tous
les cas on n'aura jamais à se bercer de l'espoir chiméri-
que d'une dissolution prochaine du calcul; mais, après
l'expulsion ou l'extraction de ce dernier, on pourra, sous
l'influence de la médication thermale, espérer sûrement
de parvenir à modifier profondément la constitution et
faire qu'elle revienne à sa rectitude normale, résultat
sans lequel la maladie se reproduit infailliblement après
un certain temps.

Il importe surtout de bien connaître la nature des graviers ou des calculs, de les soumettre même à l'analyse
chimique, avant de prescrire l'emploi des eaux de Vichy.
Une fois édifié sur ce fait, le médecin insiste seulement
sur la médication, et c'est particulièrement dans cette
maladie que les malades peuvent se permettre des doses
plus élevées d'eau minérale, dès que celles-ci n'offrent
aucune contre-indication du côté de l'état général.

C'est donc contre les récidives toujours imminentes que
le praticien doit surtout diriger ses efforts, et, pour les
combattre, il n'a pas de moyen plus énergique et plus sûr
dans ses effets que les eaux minérales de Vichy, lorsque
toutefois il ne s'agit que de calculs ou n'existent pas les
sels de chaux, comme le phosphate ou l'oxalate de chaux,
toujours précédés de gravelle blanche, qui se trahit dans
les urines du malade par ce dépôt blanchâtre, granuleux,
qu'on y observe, et dont les eaux alcalines provoquent
l'émission : ce dépôt, je le répète, d'autant plus abondant

que l'on boit davantage, contre-indique formellement l'usage des eaux de Vichy.

Dans les autres affections calculeuses, la médication thermale ramène insensiblement l'organisation à cet état de rectitude tel qu'elle perd cette aptitude à la formation de nouveaux calculs, et la ramène aux conditions physiologiques, qui, pour se maintenir, doivent encore être favorisées par un régime approprié à la constitution *lithique*. Que s'il s'agit de gravelle urique ou de calculs de cette nature, on en préviendra l'apparition par la diète, une alimentation beaucoup moins azotée, et l'on insistera sur le régime végétal, comme sur les boissons aqueuses, qui auront la préférence.

Si l'on a affaire à une affection de nature phosphatique, on proscrira les farineux, qui renferment des sels calcaires, comme la pomme de terre, le maïs, la fève d'Egypte, et l'on use avec abondance de boissons aqueuses acidulées par l'acide sulfurique ou azotique, qui préviennent la formation des sels de chaux ; s'il s'agit de calculs avec prédominance de cystine, d'oxyde xanthique, d'urate d'ammoniaque ou de phosphate ammoniaco-magnésien combinés, les alcalins et les eaux minérales de Vichy possèdent toute l'énergie thérapeutique désirable : ces eaux seront administrées en bains et en boissons ; les bains minéralisés par les sels de Vichy, à la dose de 250 grammes d'abord, seront fort utiles aux malades que leur position ou l'éloignement empêche de se déplacer.

Mais il faut qu'ils soient bien pénétrés de cette idée, que ce n'est qu'en insistant longtemps sur l'emploi des eaux alcalines qu'ils pourront obtenir le résultat qu'ils sont en droit d'en attendre. Pour détruire radicalement cette disposition organique en vertu de laquelle se forment incessamment les calculs, en un mot cette constitution calculeuse, on comprend que la médication doit être prolongée en ménageant quelques intervalles ; prise en boisson, l'eau minérale peut ici être portée à une dose plus élevée, 6 ou 8 verres par jour, sans avoir à redouter les effets de cette prétendue cachexie aqueuse, moins à craindre dans cette circonstance que dans toute autre affection.

Ces divers moyens de traitement ne sont nullement applicables à l'affection calculeuse actuelle, au calcul lui-même, sur lequel ils sont impuissants ; ils s'adressent donc exclusivement à la modification organique, seul but à envisager pour le praticien comme pour le malade : il importe d'abord de débarasser celui-ci du calcul, qui peut déterminer de graves accidents par le séjour trop prolongé de l'urine, dont il empêche l'expulsion : naguère encore la cystotomie était la seule ressource pour atteindre ce but, mais aujourd'hui, grâce à l'initiative féconde de M. le docteur Guillon, chirurgien consultant à Vichy, on arrive sûrement, avec le brise-pierres à levier dont il est l'inventeur, à réduire en poussière, dans deux ou trois séances de cinq minutes, les calculs les plus volumineux ; la lithotritie donc, telle qu'elle est comprise et pratiquée par notre honorable confrère, est à coup sûr destinée à ouvrir un plus large horizon à la pratique chirurgicale, en se substituant désormais à l'opération sanglante de la taille latérale ou de la cystotomie, qui ne tarderont pas à être abandonnées, surtout chez les enfants.

Puisse notre voix être entendue dans ces pays lointains où M. le docteur Pollak, dans l'espace de huit années, a pratiqué cent vingt-trois fois la taille chirurgicale, ce qui témoigne de la fréquence de la lithiasie urinaire en Orient, quand notre honorable confrère de Vichy, dans le cours de sa longue carrière, parmi les nombreux calculeux qu'il a eu à traiter n'en a trouvé qu'un seul, depuis 1840, chez qui il dût pratiquer l'opération de la cystotomie; ce fait n'a pas besoin d'autres commentaires pour accuser l'excellence d'une semblable méthode, destinée à survivre à tous ces procédés sanglants employés jusqu'ici contre une affection si grave.

RHUMATISME NOUEUX.

Si le goût des voyages lointains était en France plus
en honneur dans le corps médical ; si, à l'imitation d'Hippocrate et Galien, qui furent les premiers et les plus illus-
tres des médecins voyageurs, on savait apprécier les précieux avantages qu'ils comportent, et s'inspirer davantage
aux sources vives et fécondes de la pathologie comparée
des climats, on ne verrait pas se produire dans les ouvrages classiques des lacunes qui signalent l'ignorance,
comme certains préjugés accrédités dans l'exposition des
maladies. La science et les théories médicales n'auraient
pas été assujetties à tant de vicissitudes, où des nuages
de l'hypothèse et de l'iatroromantisme on est tombé
dans la voie ouverte à tous les abus et aux opinions les
plus contradictoires.

Presque oublié dans les ouvrages spéciaux, le rhumatisme noueux mentionné seulement dans la pratique nosocomiale par quelques praticiens d'élite, n'a été bien
connu que depuis quelques années : Haygart, l'un des
premiers, en fit la description en 1805, le considérant
comme une affection négative n'ayant pas plus de trait-
d'union avec la goutte qu'avec le rhumatisme articulaire,
aigu ou chronique.

Une circonstance singulière éveilla pour la première

fois mon attention sur cette maladie. Me trouvant sur
les côtes de Syrie, dans une excursion de chasse aux
environs d'Alexandrette, je parle d'une époque assez
récente, je fus entouré au détour d'une colline et pris
à l'improviste par quelques Bédouins nomades, qui in-
festaient alors cette contrée. Toute résistance étant inutile, j'étais entraîné par l'un d'eux; ignorant ce qu'il
adviendrait de cette rencontre, je songeai aux moyens
de persuasion à utiliser; ne pouvant me faire comprendre par la parole, j'employai certains gestes, suivis
d'une heureuse exclamation, *tabib !* (en arabe, médecin). Cette inspiration soudaine eut pour moi l'effet
d'un véritable talisman, auquel je dus ma liberté, que
j'avais tout lieu de croire fort compromise. Je fus aussitôt
l'objet de l'assiduité de chacun; on voulut recourir à mon
intervention, comme médecin, et ce fait étrange me per-
mit d'observer ainsi cinq cas bien constatés de rhumatisme
noueux, sévissant surtout sur les membres supérieurs,
et envahissant les phalanges des doigts. Je m'assurai que
les membres inférieurs étaient à peu près indemnes;
mais les mains offraient un aspect caractéristique : les
doigts ressemblaient assez à la silique d'un radis, étaient
fusiformes, et des sensations de craquements se perce-
vaient dans les articulations, celle du coude surtout. Il y
avait aussi de la tuméfaction et quelques douleurs errati-
ques s'irradiant le long du bras et de l'avant-bras. La
maladie d'ailleurs offrait des degrés différents, on le comprend, sur chaque individu atteint, mais aucun d'eux
n'était réduit à l'impossibilité de mouvement.

Je veux ici parler d'autres Arabes, auprès desquels j'avais été conduit par ceux mêmes qui m'avaient arrêté, et qui, après avoir fait pour moi tous les frais d'une hospitalité empressée, me laissèrent libre sans condition, s'offrant même de me servir d'escorte, jusqu'à une certaine distance.

On se fait difficilement une idée de la considération élevée que ces tribus nomades professent pour les médecins, qu'ils envisagent sans doute comme les descendants directs du Prophète, autant qu'il m'a été permis d'en juger par ces mots : « Allah, Allah, tabid !... » qu'ils m'ont répété plusieurs fois, et surtout au moment où je me séparai d'eux. Cet incident, qui pouvait avoir une issue différente et dont j'abrége les détails, contribua du moins à appeler mon attention sur la rhumatisme noueux et sur le fait de sa fréquence en Orient, où j'eus l'occasion d'en retrouver bien d'autres exemples en Thessalie, en Anatolie et sur les côtes méridionales de la mer Noire. Ce fut surtout chez les hommes que je constatai l'existence de cette maladie, bien qu'elle ne soit pas étrangère au sexe féminin, où je l'observai, mais beaucoup plus rarement. Il convient donc de détruire ici ce préjugé, accrédité en France par des praticiens distingués, qui considèrent les femmes parvenues à l'âge critique comme étant surtout exposées à cette affection, qui sévit beaucoup plus souvent chez les hommes, du moins en Orient.

Y aurait-il dans ce fait une influence climatologique, ou serait-ce le résultat d'un régime alimentaire spécial trop

exclusif, dont certains végétaux forment la base ? Il sera t
difficile de résoudre cette question assez douteuse, et qui
exige une étude plus étendue. On sait du moins que le
rhumatisme noueux ne s'observe que dans l'âge adulte,
de vingt à quarante ans, qu'il est apyrétique (sans fièvre)
et qu'il ne s'accompagne jamais de complications imminentes ou réelles, du côté du cœur, de la plèvre, ainsi
que le phénomène s'observe rigoureusement dans le rhumatisme articulaire aigu. J'ai déjà dit l'absence de tout
rapport entre l'affection qui nous occupe et la goutte ; il
n'existe en effet dans la première ni tophus ni gravelle,
tandis que ces deux symptômes sont habituellement inhérents à la seconde.

Les caractères qu'on assigne à cette maladie, et que j'ai
pu vérifier, moi-même, consistent d'abord, en des saillies
émanant des épiphyses, existant çà et là sur les articulations phalangiennes petites et grandes, qui sont ainsi
nouées assez fréquemment. Puis une hypertrophie progressive des têtes osseuses, du périoste et des ligaments
qui concourent aux articulations, celles des doigts surtout ; et ces nodosités qu'on observe ne sont nullement
des tumeurs isolées : elles résultent de l'hypertrophie de
l'os et des éléments qui le forment. Les autres articulations importantes, celles de la hanche, par exemple,
peuvent être aussi le siége d'un certain gonflement douloureux, car elles peuvent toutes être successivement
envahies, le caractère de cette affection étant de ne
jamais rétrocéder, si toutefois on est assez heureux
pour lui opposer un traitement énergique et favorable,

10 *

question qui comporte souvent une difficulté désèspérante.

Je n'ai en effet obtenu aucun résultat des différentes médications préconisées dans cette maladie. La teinture d'iode, si bien recommandée par le docteur Lassègue, employée à haute dose, a été suivie d'insuccès réellement fâcheux : bien qu'en Orient, surtout chez les Turcs, la responsabilité du médecin ne soit jamais atteinte, et que ses erreurs même grossières soient imputées à une intervention inévitable de la fatalité, je ne fus pas moins péniblement déçu et je dus renoncer à ce moyen de traitement, dans la prévision d'une intoxication iodique, souvent imminente.

J'ajoute que les femmes surtout sont plus gravement éprouvées que les hommes de l'emploi de l'iode à doses élevées. J'eus ensuite recours aux bains de sublimé, mais sans en obtenir plus d'avantages, du moins assez sensibles pour en continuer l'usage ; j'avais bien songé au concours utile de la médication arsénicale, dont on pouvait attendre des résultats plus favorables. Mais les circonstances dans lesquelles je me trouvai placé, et la difficulté peut-être d'obtenir dans ces contrées le sel arsenical préparé convenablement m'inspirèrent des soupçons sérieux à l'endroit de cet agent, auquel je renonçai résolument. En résumé, tous mes efforts restèrent inutiles.

Il est pourtant une médication très-favorable à opposer au rhumatisme noueux, affection à type essentiellement chronique : nous voulons parler des eaux alcalines de Vichy. Malgré mes recherches à cet égard, il m'a été impossible, je dois l'avouer, de trouver d'autres observations relatives à cette maladie, traitée à l'établissement thermal de Vichy.

Mais les documents donnés par nos confrères exerçant, et qui m'ont été confirmés indirectement, ne laissent aucun doute sur l'efficacité des eaux minérales alcalines dans cette affection : on peut en juger par l'observation suivante, qui m'est personnelle et que je ne ferai qu'exposer brièvement, attendu qu'elle a été reproduite avec tous les détails dans le *Courrier médical* du 26 juillet 1862, et la *Revue des eaux*, publiée à Vichy, n° du 29 juin dernier.

La personne qui en est l'objet est une jeune veuve, âgée de vingt-huit ans ; malade depuis quatre années environ, elle avait eu recours inutilement à toutes les médications préconisées dans cette maladie. La teinture d'iode avait été employée à haute dose, et les complications survenues vers les organes génitaux et les mamelles, résultant inévitablement de la saturation iodique, durent faire renoncer à cet agent, dont j'ai plus haut signalé les dangers chez la femme. Notre malade avait également heurté sans résultats à quelques stations thermales : Plombières, Contrexéville et les eaux sulfureuses des Pyrénées. A son arrivée à Vichy, elle se trouvait dans l'état suivant : Le poignet gauche offrait une tuméfaction notable avec empâtement réel ; les articulations phalangiennes, petites et grandes, semblaient comme noueuses, présentaient un aspect fusiforme et çà et là des saillies émanant des épiphyses. Les articulations de la hanche étaient affectées

de gonflement, celles du coude gauche aussi ; on observait
de plus une certaine roideur dans les mouvements de
flexion ; les autres surfaces articulaires offraient en outre
la sensation de craquements manifestes. La maladie avait
donc de la tendance à se développer encore, et il impor-
tait d'en arrêter les progrès. Il y avait de la douleur dans
les grandes articulations, surtout pendant la nuit ; mais
cette sensation n'est jamais en rapport avec la gravité du
mal, et la démarche de la malade devenait embarrassée ;
déjà il lui était très-pénible de s'habiller elle-même. A son
arrivée à Vichy, son état de chloro-anémie antérieure était
un peu amélioré ; malgré quelques symptômes de dyspepsie, les fonctions menstruelles étaient assez normales et
elle n'avait eu ni enfant, ni fausse couche ; aucun signe
d'ailleurs qui pût accuser une lésion aortique ou car-
diaque.

Notre jeune malade fut soumise au traitement thermal :
elle prit d'abord les bains de deux jours l'un, avec un
tiers d'eau minérale ; en boisson, les eaux de la Grande-
Grille dans les premiers jours, à la dose de deux et trois
verres. Ce traitement fut continué dix jours sans amélioration notable. Régime reconstituant, vin de quinquina
ferrugineux. Les fonctions digestives semblaient s'exercer
avec plus de régularité, les douleurs locales se dissipèrent
insensiblement, et le sommeil, plus calme et non interrompu par des secousses pénibles, devint ainsi plus réparateur. Cet indice, quoique satisfaisant, ne laissait du
moins aucune prévision favorable du côté des articulations malades : noueuses et turgides, les mouvements

étaient toujours pénibles et fatigants. Nous employâmes alors la médication arsénicale : les bains furent mis en usage avec de rares intermittences, et contenant en solution 1 gramme d'arséniate de soude, āā. Cette dose fut portée à 2 grammes, puis 2 grammes 1|2, maximum qui ne fut pas dépassé. L'acide arsénieux fut donné à l'intérieur en pilules, à la dose de 1 milligramme d'abord par jour, et successivement, suivant la tolérance obtenue, nous prescrivîmes 2, puis 3 milligrammes, sans aller au delà, et ménageant quelques intervalles. L'eau de la source des Dames, puis celle du puits Lardy, furent alternativement utilisées : dose de trois et quatre verres dans la journée.

Cette médication énergique et attentivement surveillée ne tarda pas à produire des effets favorables; les voies digestives surtout reprirent leur activité normale ; l'assimilation se régularisa, les fonctions de la peau, d'abord languissantes, se réveillèrent, et un embonpoint notable en fut le résultat, lorsque notre malade quitta Vichy dans un état, sinon de guérison, du moins satisfaisant, dans une affection si opiniâtre et souvent si rebelle à toutes les ressources de l'art.

Mentionnons ici le changement favorable survenu dans certaines articulations. Celle du poignet gauche avait perdu sensiblement ce degré de tuméfaction habituelle, ainsi que celles des phalanges correspondantes : certains mouvements de latéralité et de flexion étaient possibles. L'articulation du coude avait repris sa mobilité habituelle, à part quelques craquements isolés; tout gonflement avait disparu ; mais les articulations de la hanche et des genoux conservaient une roideur notable, par suite les mouvements et la marche s'opéraient avec difficulté et réveillaient quelque sensation de gêne douloureuse.

Cette observation suffit néanmoins pour confirmer la haute influence des eaux minérales de Vichy, secondées par la médication arsénicale, dans cette maladie désespérante et qui ne rétrocède que fort rarement dès qu'une articulation a été touchée par la phlegmasie chronique. Presque toujours, en effet, le rhumatisme noueux revêt cette tendance essentiellement progressive, qui va droit devant elle, au même titre que l'ataxie locomotrice, la paralysie générale des aliénés, l'atrophie musculaire, et ne s'arrêtant quelquefois spontanément que pour reprendre plus tard ses progrès menaçants.

DIABÈTE SUCRÉ.

Mirus quidam affectus est diabetes.

(Arétée.)

Une affection qui a donné lieu à tant de controverses, soulevé tant de théories dissidentes sans qu'il surgisse de tous ces débats quelque lumière au sujet de son étiologie, est cette singulière maladie, le diabète, caractérisé par la présence du sucre dans les urines.

Les Grecs appelaient ουρητικοι ceux qui en étaient atteints; Galien, *diarrhée urineuse*, ou *hydropisie [des voies urinaires*; les anciens lui donnaient le nom de *dipsacus*, parce que les individus atteints de morsure du serpent *dipsas* étaient tourmentés par une soif très-vive.

Hippocrate ne parle pas du diabète; Arétée, au contraire, en fait une histoire complète; et Willis, dont les idées sur cette maladie ont encore cours dans la science, pressentit le premier la découverte du sucre dans les urines.

Considéré sous un point de vue plus étendu, le diabète est constitué par une lésion dynamique de l'agrégat vivant, d'où résulte une manifestation morbide complexe, offrant comme caractères principaux une sécrétion anormale d'urine, soit en quantité soit en qualité, une soif et une faim insatiables avec dépérissement progressif; on l'a aussi

envisagé comme une cachexie que signale une lésion spéciale de la nutrition, ou des fonctions assimilatrices.

Cette affection, dont on retrouve quelques rares observations dans certaines régions de l'Orient, comme l'Égypte, la
Grèce, l'Anatolie, les îles de l'Archipel, l'île de Chypre et
Rhodes, etc., est loin d'atteindre les mêmes caractères de
gravité que nous lui reconnaissons dans les contrées du
nord de l'Europe, la France et l'Angleterre. La raison de
ce fait nous semble provenir de l'influence climatologique,
de la température, dont l'élévation modérée et constante
serait une circonstance favorable à l'atténuation de sa gravité habituelle parmi nous, sans doute par suite des fonctions plus actives de la peau sous un climat plus chaud ;
car le diabète, au même titre que la phthisie pulmonaire,
éprouve les plus heureuses modifications sous l'influence
du changement de climat. En Angleterre, où cette affection est assez fréquente, quelques médecins ont signalé
même des observations de guérison radicale par le fait
seul de l'habitation des climats méridionaux chez des
malades atteints de la maladie dans les pays humides et
brumeux du Nord. C'est qu'en effet les conditions hygiéniques ont une importance réelle sur le traitement qu'elle
réclame et sont éminemment favorables au succès des divers moyens thérapeutiques qu'on lui oppose. On en
trouve un exemple saisissant dans les contrées où règne
habituellement une température malsaine, humide, si
bien appropriée au développement de la maladie.

Sous de telles influences elle ne peut que s'aggraver,
car l'absorption suffit pour porter dans l'économie les li-

quides en vapeur contenues dans l'atmosphère. Or, l'absorption pulmonaire et cutanée, voilà les deux voies principales par où s'opère le passage des vapeurs atmosphériques. Cette explication rationnelle nous fait comprendre comment on a pu observer des malades diabétiques chez qui la soif est nulle et qui, néanmoins urinent en abondance. Elle nous donne aussi la raison pour laquelle nous voyons le diabète se produire de préférence dans les climats brumeux et humides, en même temps qu'elle démontre comment il se fait que l'urine est souvent plus abondante que le liquide ingéré.

L'influence des pays méridionaux doit donc être prise en sérieuse considération dans la pathologie du diabète, à ce point qu'on le voit tendre à disparaître insensiblement, à mesure qu'on s'approche des contrées tropicales, où on ne l'observe presque jamais.

On sait au contraire la fréquence et la haute gravité de cette maladie dans le nord de l'Europe, et surtout en Hollande; et si elle n'est pas non plus étrangère aux pays méridionaux, son développement serait dû à l'alimentation végétale exclusive dans bien des contrées orientales. On sait aussi combien le diabète est répandu, et sévit même avec une grande intensité dans l'île de Ceylan, dont les habitants ont un régime alimentaire détestable, insuffisant ou de mauvaise qualité; l'industrie rizicole, assez étendue dans cette île, et dont l'insalubrité est attestée par tous les hygiénistes, ne serait-elle pas de quelque influence sur la production de la maladie?

Mais l'Inde, où les rizières sont surtout cultivées, n'oc-

11

casionnent pourtant aucun accident, ce qui dépend du
système d'irrigation adopté, et qui permet le libre écoulement des eaux stagnantes, dès que la floraison de la plante
est expirée et que sa panicule commence à jaunir.

Quoi qu'il en soit de cette étiologie plus ou moins contestable, le diabète se développe en Orient dans les contrées dont nous venons de parler, et dans quelques centres
de population, comme Constantinople, Scutari, la Macé-
doine et quelques villes de la Grèce; il semble disparaître
un peu ou s'effacer dans ces pays où existent des terrains
paludéens, absorbés pour ainsi dire par les fièvres palustres et la cachexie paludéenne; ne serait-ce pas encore
là une conséquence de cet antagonisme signalé par
M. Boudin ?

Mais si l'étiologie de cette affection est encore aujour-
d'hui pour le praticien, comme les sources du Nil, à peu près
inconnue, il n'en est plus de même à l'endroit du traitement, question qui a soulevé tant de discussions orageuses
même parmi les chimistes, et cette polémique a été du
moins utile à la thérapeutique du diabète, en ce sens
qu'elle a contribué à placer la médication alcaline de
Vichy comme le plus puissant auxiliaire qu'on puisse opposer aux symptômes alarmants de cette cruelle maladie.

Dans cet état morbide, où toute l'économie semble pour
ainsi dire se fondre en urine et qui aboutit fatalement à la
phthisie, ou consomption pulmonaire, on n'avait su jusqu'alors qu'imposer l'expectation et la médecine des symptômes, sans résultats satisfaisants; mais depuis cette agitation soulevée par les chimistes, et dont MM. Mialhe et

Bouchardat ont fait presque à eux seuls tous les frais, la lumière s'est enfin produite, et profitant même de leur antagonisme, l'École vitaliste de Montpellier, dominant cette grave question, est venue la féconder de ses principes, signalant implicitement la médication thermo-minérale comme la seule rationnelle pour combattre l'élément spécial et dynamique, qui fait la raison principale de l'état diabétique.

On ne peut en effet, sans être en contradiction formelle avec l'organicisme de l'École de Paris, prescrire la médication hydro-minérale particulièrement dans le diabète; car on ne saurait remédier à cet état fluxionnaire, trop peu envisagé, en vertu duquel tous les liquides de l'économie semblent converger vers les reins, en localisant, comme M. Bouchardat, le siége de la maladie dans le suc gastrique altéré, ou en le plaçant, comme M. Mialhe, dans le sang dépourvu de son alcalinité normale. Pures illusions de laboratoire, ruinées par les principes mêmes du vitalisme et l'esprit généralisateur que comporte la médication hydro-minérale.

Qu'a donc de sérieux cette hypothèse, qui place le point de départ de la maladie dans le suc gastrique? Mais le plus souvent il n'y a pas d'estomac malade dans le diabète! Ira-t-on invoquer une innervation morbide de l'estomac et de l'appareil digestif? Cette opinion est aussi gratuite que celle qui localise l'affection dans le sang privé de son alcalinité.

Est-ce qu'il n'existe pas en effet, au-dessus de cette lésion, une modification vicieuse des forces vitales sous l'influence desquelles s'opère la chimie vivante? N'est-ce pas cette idée mère qui est le fondement de la médecine thermale, et qui anime le praticien lorsqu'il oppose aux symptômes du diabète les eaux alcalines de Vichy, dont l'action collective s'adapte à plusieurs indications? Au delà, le chaos, les déceptions, qui signalent les théories iatro-chimiques, et nous ne saurions hésiter entre ces deux alternatives, dont l'une nous montre la raison fondamentale du traitement hydro-minéral développée implicitement par le programme même de la thérapeutique du vitalisme, et la direction élevée qu'elle imprime à sa méthode pour le remplir. Dans une maladie ainsi généralisée. on ne doit pas en effet borner ses vues à une lésion qui s'opère, il faut envisager l'économie tout entière et l'ensemble des phénomènes morbides ou des manifestations complexes qui se produisent sous l'empire de l'affection, dont la cause reste souvent occulte.

Les indications principales à remplir dans le traitement du diabète, et dont les eaux de Vichy nous offrent tous les moyens, sont donc, d'après les opinions si judicieuses et si précises de M. le professeur Alquié, de Montpellier : 1° de troubler, perturber le mouvement fluxionnaire en vertu duquel tous les liquides de l'économie convergent vers les reins ; 2° combattre l'élément spécial et dynamique, qui constitue l'état diabétique; et 3° soutenir et relever les forces de l'économie. Ces trois indications se trouvent admirablement remplies par la thérapeutique même des eaux alcalines de Vichy, dont les effets généraux se traduisent d'abord par l'action exercée sur les

grandes surfaces, la peau et les membranes muqueuses
gastro-intestinales. On doit en effet chercher par tous les
moyens à réveiller les fonctions de la peau, généralement
abolies dans le diabète ; c'est l'élément primitif et capital
du traitement. La sécrétion cutanée n'est-elle pas d'ailleurs vicaire de celle du rein, comme pour le poumon,
comme pour le tube intestinal ?

L'on préviendra ainsi ce mouvement fluxionnaire qui
se porte vers la région rénale : un individu qui sue abon-
damment urine peu. Or, l'excitation particulière produite
sur la peau par les eaux de Vichy, la diaphorèse qu'elles
provoquent avec certitude, constituent déjà une médication dérivative d'une importance incontestable dans cette
affection.

Pour combattre l'élément spécial, dynamique, les eaux
de Vichy, en tant qu'eaux alcalines, constituent la médication la mieux appropriée pour répondre à cette indication.

Nous ne devons pas perdre de vue combien cette médication est utile, alors qu'on l'emploie dans les affections paludéennes même les plus graves. Il est vraiment
étonnant de voir les effets prompts et salutaires que les
malades en ressentent et la tolérance particulière qu'en
éprouve l'économie dans ce cas. Or, le diabète placé,
comme tant d'autres maladies qui sévissent en Orient,
sous la dépendance du type fébrile paludéen, qui semble
lui imprimer un caractère propre, doit, par ce fait, être
d'autant plus apte à subir avantageusement toute l'influence physiologique des eaux alcalines de Vichy, alors

11 *

surtout qu'il existe encore quelque complication provenant de l'affection palustre. Mais il n'en n'est plus de
même si l'état morbide en est arrivé à un degré avancé
de névropathie ou d'anémie profonde, lorsqu'il existe
quelques symptômes consécutifs, par exemple, du côté de
la vision, qu'il y a imminence d'amaurose, ce qui atteste
un épuisement organique radical, sur lequel le traitement
hydro-minéral ne pourrait avoir aucune action. Il est
même contre-indiqué et plutôt nuisible dans cette circonstance, en hâtant l'évolution morbide vers une issue funeste. Il importe donc de préciser avec tact les conditions
dans lesquelles la maladie pourra être avantageusement
modifié sous l'influence des eaux alcalines, dont on doit
apprécier toute l'étendue d'action avant de les prescrire.
Mais il est rare que l'on ait affaire, dans ces régions méridionales de l'Orient, la Syrie, l'Anatolie et l'Égypte, à des
cas de diabète arrivés à cet état d'intensité, remarquable
par l'épuisement et la prostration du système nerveux ;
et dès lors, ces eaux minérales, comme nous venons de le
dire, exercent sur cette affection tous les effets favorables
qu'on est en droit d'en attendre.

Ce que l'on observe très-fréquemment, dès le début du
traitement, est la diminution du sucre dans les urines,
lequel ne tarde pas à disparaître à peu près complétement
en même temps que les symptômes habituels s'améliorent.
Ainsi, l'urine devient moins abondante, tend à reprendre
son caractère normal. Son acidité disparaît et elle devient
bien vite alcaline. La sécheresse des premières voies,
cette soif insatiable, qui tourmentent les malades, sont

les phénomènes sur lesquels s'exerce en premier lieu l'action des eaux, et dès les premiers jours on constate souvent une amélioration notable sous ce rapport ; les insomnies, l'agitation se dissipent, le calme renaît et avec lui un repos réparateur et le retour des forces. Cette faim dévorante, qui est un des symptômes du diabète, persiste encore assez longtemps, malgré le traitement ; mais les fonctions assimilatrices devenant plus normales, à la longue celle-ci devient moins impérieuse et tend à se modérer également. Les fonctions cutanées seules sont les dernières à revenir à l'état normal. Longtemps la peau conserve son aridité, cette sécheresse que l'on observe dans cette affection. Elle cède enfin à l'action thérapeutique des eaux, secondée surtout par la diététique appropriée ou les moyens auxiliaires, tels que l'exercice et les bains de vapeur.

Dans la majorité des cas, la médication alcaline, prudemment dirigée, sera suivie de résultats autrement efficaces que cette association relativement grossière de médicaments alcalins que nous imposons en général au traitement du diabète ; car c'est surtout à l'égard de ces derniers, dont on doit user avec une réserve excessive, qu'on aura lieu de craindre les suites de la saturation, ou de la cachexie alcaline, accident bien moins à redouter dans l'administration des eaux minérales et presque insolite.

La nature y a sagement prévu, car au-dessus des propriétés alcalines dominent les effets généraux dynamiques, stimulants, imprimés à toute l'économie par la médication, d'où résulte ensuite leur action tonique reconstituante si essentielle dans l'affection qui nous occupe.

Pour relever, en dernier lieu, les forces de l'organisation languissante, en outre de cette action vitale dynamique, stimulante, n'avons-nous pas dans les eaux de Vichy le fer, si bien indiqué dans le diabète, pour rendre au sang les globules qui lui manquent, et donner à l'hématosine sa composition normale? n'avons-nous pas encore l'arsenic, comme élément de médication substitutive et perturbatrice, d'une importance si grave dans cette circonstance?

Par leur action spéciale sur la membrane muqueuse gastro-intestinale, les eaux exerceront sur les voies digestives, dont les fonctions sont exagérées dans le diabète, des effets salutaires en les ramenant à la rectitude normale, et ces effets ne seront point fugitifs, temporaires, ainsi que les moyens de traitement hantés par la chimie, car ils s'adressent à l'ensemble même de l'organisation, tout entière entreprise dans cette cruelle maladie. Mais pour obtenir du traitement hydro-minéral des résultats assurés et persistants, il importe de prendre en considération la question du régime alimentaire, dont l'influence s'exerce d'une façon continue sur l'état morbide, et peut même compromettre tous les succès de la médication; ce régime sera constitué par une alimentation mixte, végétale et animale. La soustraction des féculents, la prescription spéciale de ce pain de gluten, auquel M. Bouchardat assujétit ses malades, ne tardent pas à provoquer une répugnance formelle, et l'estomac se soulève bientôt contre cet usage exclusif. Il faut y renoncer : user donc avec

réserve des aliments féculents, associer la diète végétale
à l'alimentation animale, au lieu d'imposer l'une à l'exclusion de l'autre ; tel est le régime rationnel que l'on doit
imposer au diabétique, et qui suffira à toutes les indications avec le traitement fondé sur l'administration des
eaux alcalines de Vichy, qu'on peut, à la rigueur, considérer comme spécial dans cette affection, contre laquelle ont échoué tant d'autres moyens hantés par l'empirisme ou les théories chimiques.

OBSERVATION

RELATIVE

à un cas de diabète traité à Vichy.

Les bains de mer utilisés comme traitement consécutif.

Quelques médecins hydrologistes prétendent, sans en
donner des raisons bien satisfaisantes, que la médication
alcaline de Vichy n'est que simplement palliative, et que
son étendue d'action n'atteint guère au delà des limites
imposées à son administration dans le diabète. Nous sommes loin de partager cette manière de voir, qui nous
semble une prévention résultant de l'impuissance assez
fréquente des moyens thérapeutiques habituels opposés à
cette affection. Nous croyons, au contraire, avec d'autres
médecins mieux autorisés, que les eaux de Vichy consti-

tuent pour ainsi dire le seul traitement rationnel, et le
mieux approprié à la maladie; si l'on envisage les insuccès qui accompagnent si souvent les autres systèmes de
médication dirigée contre elle. Déjà nous avons énoncé
notre avis à ce sujet, et nous avons même attribué à ces
eaux minérales un caractère de spécialité que nous
croyons fondé sur des faits provenant d'observations sérieuses, et suivies au delà du temps prescrit pour le traitement thermal. Bien que l'on ne puisse sur quelques faits
isolés asseoir une opinion définitive et radicale, nous pensons néanmoins qu'à défaut d'autres preuves bien concluantes, il est naturel de s'appuyer sur les divers cas qui
s'offrent dans la pratique, et qui témoignent suffisamment
de l'efficacité persistante d'une médication.

Nous allons, à cet égard, exposer entre autres l'observation suivante, qui nous semble offrir quelque intérêt par
la relation complète des détails, et des réflexions qu'elle
nous a suggérés.

La personne qui en fait le sujet est âgée de quarante-
quatre ans, d'une constitution cachectique, d'un tempé-
rament sanguin nerveux, atteinte de diabète depuis deux
ans environ. Ce malade, qui avait embrassé la profession
de marin, fut obligé d'y renoncer par suite des progrès de
la maladie, qu'il fait remonter, sans beaucoup de précision, à l'époque indiquée; depuis quelques mois, la grande
abondance des urines avait seule éveillé son attention.

Dans les commémoratifs, nous avons constaté que la soif
n'avait acquis ce caractère d'intensité qu'on lui reconnaît que longtemps après l'invasion des autres symptô-

mes. Nous dirons à ce sujet, que notre malade habite les
côtes de la Normandie, où les hivers humides et brumeux
offrent toutes les conditions déterminantes du diabète, et
si la soif ne s'est manifestée qu'à une époque assez tar-
dive, nous en trouvons le motif dans l'influence même de
ce climat humide. Nous n'avons pu savoir si les fonctions digestives avaient subi quelque atteinte antérieurement à cette émission abondante des urines, phénomène
qui d'abord avait fixé l'attention du malade. Il avait observé encore que ses forces diminuaient insensiblement,
et un amaigrissement progressif survenu plus tard lui
avait inspiré de sérieuses inquiétudes; nous avons à enregistrer, dans les antécédents, l'existence d'une blennorrhagie, qui persista plusieurs mois sous l'influence d'é-
carts de régime réitérés et d'un traitement mal observé.
Le malade fut souvent exposé à l'humidité, et a été affecté de peines morales assez vives; nous savons qu'il ne
s'est livré à aucun excès vénérien ni alcoolique, et, du
côté des ascendants et des collatéraux, aucun renseigne-
ment n'est susceptible de nous témoigner d'une influence héréditaire quelconque.

Nous nous sommes informés de l'état des centres nerveux et nous avons cherché s'il n'existait pas quelques
symptômes pouvant accuser une maladie de la moelle al-
longée, qui, suivant quelques auteurs, coïncide assez fréquemment avec le diabète ; les recherches dirigées dans
ce sens ne nous ont donné que des notions sans intérêt.
D'ailleurs il n'existe chez le malade aucun phénomène
morbide du côté de la tête, ni céphalalgie, ni vertige ;

l'ouïe est intacte, mais la vue est sensiblement altérée, les objets extérieurs semblent se dessiner moins bien, et comme entourés d'un nuage de vapeur.

Dans son état actuel, le malade présente un amaigrissement assez avancé : le facies hippocratique, les yeux ont une expression de langueur, la peau est sèche, la transpiration abolie. Les urines sont très-abondantes, 2 et 3 litres en vingt-quatre heures ; elles sont claires, d'une couleur citrine, ayant une saveur sucrée très appréciable ; leur densité est de 1.035 ; elles ne renferment pas d'albumine et contiennent 32 grammes de sucre par litre. La luette vésicale est très-développée, car en sondant le malade, le cathéter fait percevoir un léger rétrécissement au moment ou l'on pénètre dans la vessie ; aussi l'émission des urines est-elle difficile, symptôme qui remonte au début de la maladie, bien qu'il n'existe aucun rétrécissement de l'urètre, malgré l'existence de cette blennorrhagie, depuis longtemps guérie. La soif est considérable, et le malade est obligé de la satisfaire le plus souvent. Constipation opiniâtre, les garde-robes ne sont rendues que tous les trois ou quatre jours ; les premières voies sont sèches, blanchâtres, saburrales ; la salive est un peu alcaline, mais les urines sont au contraire acides. La circulation, la respiration ne nous offrent rien à signaler ; il n'existe pas de sueurs nocturnes, aucun symptôme de phthisie tuberculeuse. Telle est, en résumé, la situation dans laquelle se trouve notre malade à son arrivée à Vichy, et si l'on en référait de cet état organique assez grave aux opinions émises par certains médecins hydrologistes

sur l'efficacité douteuse des eaux alcalines, on en vien-
drait à les proscrire radicalement *dans de telles conditions.*
L'hésitation du moins était permise, au point de vue des
théories chimiques, mais des considérations d'un ordre
plus rélevé devaient bientôt la dissiper, en se fondant sur
l'action dynamique des eaux à laquelle se rattachent, à
notre avis, en grande partie, les effets qu'on leur attribue,
ayant trait surtout à l'excitation générale ou locale, à la
thermalité, et à leurs propriétés reconstituantes et toniques.

Il existait effectivement chez le malade des troubles notables de la vision, semblant sans aucun doute se ratta-
cher à quelque amaurose imminente : ces troubles, toujours consécutifs dans l'affection qui nous occupe, attestent une atteinte profonde portée à l'innervation, état qui
devrait peut-être, suivant quelques médecins, contre-indiquer l'emploi thérapeutique des eaux : mais, d'un autre
côté, on n'avait jamais eu à noter ces symptômes qui se
produisent assez fréquemment chez les diabétiques, tels
que les fourmillements des membres inférieurs, avec affaiblissement progressif de ces organes dépendant du
système nerveux central, et qui aboutit quelquefois à la
paraplégie.

Le malade n'avait éprouvé, sous ce rapport, qu'un froid
continuel aux pieds et aux jambes, ce dont il se plaignit
encore au début de son séjour à Vichy. On ne pouvait
néanmoins méconnaître, avec de telles manifestations,
que le système nerveux ne fût entrepris d'une façon très-
sensible, et que cet état général ne caractérisât en quel-

que sorte ce que les auteurs ont appelé *la forme nerveuse* du diabète. Malgré la série des symptômes que nous venons de signaler, le traitement thermal, ainsi qu'on va le voir, était loin d'être contre-indiqué ; il produisit, au contraire, des résultats presque inespérés et qui persistent après plusieurs mois, ayant été secondés par la médication marine, dont les effets sont si puissants, alors que s'est opéré en partie le retour des forces.

À son arrivée à Vichy, on prescrivit au malade un purgatif pour dissiper l'état saburral des premières voies, et favoriser les effets du traitement.

Les eaux ne devant agir qu'à la condition d'être absorbées, on aide puissamment à leur action, avec le concours des purgatifs, alors indiqués pour déterger les voies par où s'exerce l'absorption ; d'ailleurs ce moyen était surtout exigé ici par l'état des fonctions digestives. Le régime prescrit pendant les premiers jours fut basé sur l'usage des viandes rôties, des œufs, le vin de Bordeaux, quelques oranges pour calmer la soif ; l'eau minérale pour boisson habituelle, quatre verres par jour pris à la Grande-Grille ; et les féculents furent interdits rigoureusement au début.

Le premier jour, 5 juillet. — Les urines offraient une densité de 1.025 et contenaient 35 grammes de sucre par litre. Le malade prit un bain avec un tiers d'eau minérale, et continua les eaux en boisson, sans excéder la dose de quatre verres.

La soif se faisant toujours impérieusement ressentir : on ordonna 1 litre d'eau ordinaire, avec addition de 15 grammes d'alcool et 30 grammes d'huile de foie de morue, à prendre à divers intervalles dans la journée.

7 juillet. — Le malade toléra l'huile de foie de morue ; la quantité des urines a diminué, elle est de 1 litre 1/2 environ ; la soif est devenue moins vive, la densité des urines étant de 1.021 ; elles tendent à devenir alcalines, lorsqu'elles étaient très-acides auparavant ; elles contiennent à l'analyse 36 grammes de sucre par litre. La faim ne s'est pas sensiblement modérée, mais la digestion semble se régulariser un peu, et le malade éprouve moins de dégoût pour les aliments animalisés ; il a éprouvé moins d'agitation pendant la nuit.

8 juillet. — La constipation persistant avec son caractère habituel, on ordonne une douche ascendante ; pas de bain, cinq verres d'eau minérale, toujours pris à la Grande-Grille. Nous trouvons, à notre visite, le malade dans un état d'amélioration plus sensible : le pouls s'est un peu relevé, les urines sont devenues légèrement colorées, moins abondantes encore ; elles ont pris un caractère d'alcalinité plus franc, et la proportion de sucre de 36 grammes s'est abaissée à 18 grammes. Les fonctions de la peau sont à peu près nulles ; on observe seulement plus de souplesse et la chaleur est revenue aux extrémités sous l'influence d'un exercice modéré, approprié aux forces du malade.

10 juillet. — Les digestions étant moins laborieuses, on permet l'usage du pain ordinaire, mais avec réserve, et malgré cette circonstance, le sucre a encore diminué dans les urines : traitées par la solution cupro-potassique, elles accusent une quantité moindre de principe sucré, 10 grammes environ. La soif est bien moindre que les jours précédents, et le malade n'éprouve plus cette dysurie dont il se plaignait antérieurement; mais il y a eu de l'agitation et de l'insomnie; nous ordonnons un bain de vapeur, et 40 grammes d'huile de foie de morue.

11 juillet. — Rien de particulier ne s'est signalé dans l'état général; le 12, la quantité des urines est de 1 litre 1/2, le sucre s'y trouve à peu près dans les mêmes conditions que les jours précédents, mais le malade semble avoir repris quelques forces; on prescrit les eaux de la source Mesdames, quatre verres par jour, et un bain de vapeur; on insiste sur la douche ascendante qui produit de bons effets.

13 juillet. — Une amélioration notable se fait sentir sur l'ensemble des fonctions, les voies digestives tendent à se régulariser de plus en plus; la faim est à peu près normale, le malade peut la maîtriser plus aisément.

La quantité des urines est encore de 1 litre 1/2 en vingt-quatre heures; les bains sont continués toujours avec 1/3 d'eau minérale. La sécheresse de la bouche s'est de beaucoup améliorée; la soif se maintient, mais le malade peut la dominer; la constipation est moins grande; il y a eu la veille une garde-robe sans difficulté; le malade a dormi trois heures pendant la nuit; même prescription pour le régime.

14 juillet. — Nous avons observé une émission plus abondante des urines, près de 2 litres; le pouls est agité, presque fébrile, le malade n'a pas dormi et la quantité de sucre s'est élevée de quelques grammes ; l'état de la peau n'a pas changé, toujours sèche, transpiration nulle ; examinées au deusimètre, les urines donnent une densité de 1.022 et 21 grammes de sucre. Traitées par les réactifs, on les trouve alcalines ; l'acidité qu'elles avaient à un degré si prononcé n'a pas reparu depuis plusieurs jours.

Nous apprenons que cet état général dépend d'écart de régime de la part du malade, qui a bu et mangé plus que d'habitude, et surtout une quantité plus grande de pain. Il existe aussi un état de faiblesse général plus prononcée : on interdit le bain et on ordonne des frictions vives avec le liment de Rosen sur le trajet vertébral et les membres.

15 juillet. — La quantité des urines a diminué, l'analyse n'a pas été faite ; le malade a dormi et reposé un peu pendant la nuit ; constipation. On prescrit un bain et une douche ascendante, cinq verres d'eau minérales pris à la source Lardy.

16 juillet. — Nous remarquons une amélioration notable ; la face est plus colorée ; l'expression de la physionomie est meilleure ; la densité des urines est de 1.014 : sucre, 17. Régime : viandes noires rôties, œufs durs, 1 litre d'eau alcoolisée, 20 grammes d'huile de foie de morue, on prescrit en outre un bain et quatre verres d'eau minérale source Lardy.

18 juillet. — Il existe de la constipation ; les urines sont moins abondantes, 1 litre au plus ; densité, 1.009 : sucre 10 grammes ; le pouls s'est relevé, il est plus développé. Le malade n'a pas éprouvé d'agitation, il a reposé davantage ; la peau est plus chaude, plus souple, mais la transpiration n'est pas revenue. On continue les bains et l'eau minérale en boisson, prise dans les mêmes conditions.

21 juillet. — Les analyses de l'urine n'ont pas été faites jusqu'à ce jour; elles donnent 6 grammes de sucre. Densité, 1.007 : quantité, 1 litre : réaction alcaline. Les symptômes généraux se sont améliorés; le malade nous dit éprouver un état de bien-être qu'il n'a pas ressenti depuis longtemps. Le pouls est normal; insomnie à peu près nulle. Quatre heures de sommeil profond. Prescription : un bain et une douche ascendante. Régime : viandes rôties, pain, pommes de terre bouillies, œufs.

23 juillet. — La soif est presque nulle; les urines sont moindres, un peu plus d'un 1/2 litre; sucre 4 grammes; constipation nulle; l'état de la peau s'est amélioré; le malade nous dit qu'elle s'est un peu humectée le long du trajet vertébral; nous avons, en effet, perçu un peu de moiteur; cet indice est très-favorable et se traduit d'ailleurs par un état d'amélioration générale bien sensible.

28 juillet. — Les analyses ont été négligées les jours précédents, mais aujourd'hui et pour la première fois il n'existe pas de sucre dans les urines; celles-ci sont plus normales, ont une odeur urineuse manifeste. La constipation est revenue, les douches ascendantes ayant été supprimées. La peau reste sèche comme auparavant, ou à peu de chose près; néanmoins les forces musculaires semblent se rétablir; le malade peut faire un peu plus d'exercice sans se fatiguer; le sommeil est plus prolongé, plus réparateur; aussi constate-t-on un peu d'embonpoint. On prescrit un bain et la douche ascendante; eau minérale en boisson, même quantité. Toujours même régime et un potage au pain, matin et soir.

Du 28 au 30 juillet. — Le sucre réapparaît dans les urines toujours alcalines; mais elles diminuent encore, 3/4 de litre environ; densité, 1.006; sucre 7 grammes.

Du 30 juillet au 3 août. — La quantité de sucre oscille entre 7 grammes et 3. Le régime prescrit est le même; la peau a repris un peu plus de souplesse; elle n'est plus rude, elle s'humecte enfin sous l'influence de l'exercice.

Du 3 au 6 août. — L'état des forces s'est à peu de chose près rétabli; la constipation a légèrement diminué; la soif est presque nulle; la faim persiste encore; le pouls a repris de l'ampleur et l'état moral du malade est très-satisfaisant; la transpiration revient sensiblement. La quantité des urines est à peu près normale, si l'on tient compte de l'eau minérale ingérée et de ses effets diurétiques; il n'existe pas de trace bien appréciable de sucre.

Le 8 août enfin, toutes les fonctions tendent de plus en plus à revenir à l'état normal, et tous les symptômes s'étant de beaucoup améliorés, l'embonpoint surtout devenu plus appréciable, la quantité de sucre contenue dans les urines oscillant de 3 grammes à 0, le malade quitte Vichy le lendemain, se rendant aux bains de mer de la Méditerranée, à la station d'Hyères; nous lui avons donné ce conseil, en insistant sur l'importance de la médication marine et la nécessité d'un séjour de trois semaines au moins. Les résultats ont vérifié notre attente, et tout récemment encore nous recevions du malade une

lettre qui justifiait pleinement nos prévisions à cet égard.
La maladie, en effet, n'a pas reparu, et aucun des symptômes du diabète ne s'est manifesté, malgré la suspen-
sion de tout traitement depuis plus de deux mois. Le malade habite encore les côtes de la Provence, dont le climat semble si bien approprié à sa maladie ; il n'en res-
sent plus aucune atteinte aujourd'hui, depuis son départ
de Vichy.

Si nous avons égard aux faits que renferme cette observation, féconde à l'endroit de la question qui nous occupe, en ce sens qu'elle tend à détruire certains préjugés
relatifs au traitement thermal, nous pouvons déjà conclure
que les eaux alcalines de Vichy ne représentent pas seulement une *médication purement palliative* dans le diabète ;
nous les voyons au contraire douées d'une efficacité
réelle, constituant une médication spéciale dont les effets
à longue portée impriment à l'économie une modification
profonde, et autrement persistante que tous les moyens
thérapeutiques préconisés par les théorie iatro-chimiques.
Nous savons, en effet, toutes les déceptions qui accompagnent ces dernières, lorsqu'elles sont appliquées à la cure
du diabète. M. le professeur Rostan avoue quelque part
que tous les diabétiques qu'il a traités à l'Hôtel-Dieu de
Paris sont morts plus ou moins rapidement, il est vrai,
et pourtant, dit-il, la médication a été aussi exacte que rationnelle, puisque M. Bouchardat a dirigé lui-même le
traitement ; on comprend le grand sens pratique qui ressort de cet aveu d'un grand praticien ; car, après l'emploi
des moyens les mieux combinés, si le malade revient

même à l'état normal, il reste toujours à savoir si, lorsqu'on cessera le traitement, la maladie ne se reproduira pas. C'est bien ce qui arrive, en effet, dans la très-grande majorité des cas, où le moindre écart de régime, la moindre intermittence de traitement suffit pour ramener une nouvelle phase de la maladie. En serait-il de même à l'égard de la médication alcaline de Vichy? Assurément non, et l'observation que nous venons d'exposer, et bien d'autres encore recueillies par nos confrères, en fournissent de vivants témoignages. Ce n'est pas que nous considérions les eaux minérales de Vichy comme douées de propriétés aussi efficaces dans tous les cas : nous ne voulons pas non plus prétendre que, malgré leur efficacité, celle-ci ne puisse faillir lorsqu'on aura suspendu le traitement thermal. Cette prétention ne serait que ridicule. En effet, le séjour aux eaux terminé, la maladie peut se reproduire avec toute l'intensité peut-être qu'elle avait auparavant; mais après une seconde, une troisième saison passée à Vichy, quelques années même, sans que le séjour excède un mois, n'est-il pas d'une saine pratique de conclure que les eaux jouiront alors de propriétés curatives radicales; ce qui revient à dire que l'on doit insister sur la médication hydro-minérale un temps suffisant pour en obtenir une guérison complète, persistante, nous n'hésitons pas à l'affirmer, et celle-ci s'obtiendra, alors que tous les moyens de traitement puisés ailleurs seront impuissants à la maintenir longtemps. Nous reconnaissons donc aux eaux alcalines de Vichy une efficacité qu'on peut appeler *spéciale*, lorsqu'elles sont appliqués à la cure du diabète, et bien différente, par conséquent, d'une action simplement palliative, ainsi qu'on a voulu le prétendre à tort. Nous pouvons affirmer, en outre, que de toutes les médications opposées à cette maladie, la médication hydro-minérale de Vichy est celle qui jouit d'une portée plus étendue, et dont les effets, s'il n'atteignent pas les limi-tes d'une guérison radicale immédiate, du moins persis-teront beaucoup plus longtemps.

Ces effets seront encore d'autant mieux consolidés dans l'économie, qu'il seront secondés des bienfaits d'un cli-mat chaud, et de l'action si puissante des bains de mer, administrés comme traitement consécutif.

L'observation dont nous avons exposé les détails en est une preuve concluante. Depuis longtemps déjà, on a si-gnalé l'action thérapeutique des bains de mer dans l'af-fection qui nous occupe; nous les considérons surtout comme doués d'une haute efficacité, alors qu'ils viennent en quelque sorte consolider les bons effets obtenus de la médication alcaline de Vichy ; notre avis est qu'on ne de-vrait y recourir qu'après la saison thermale, lorsqu'elle a été suivie des résultats efficaces, qui mettront le malade en état de réagir, et nous dirons avec M. Bouchardat, que cette condition est indispensable. Or, quelle méthode de traitement est susceptible de présenter cet avantage avec plus de sécurité, que celle fondée sur la médication hydro-minérale de Vichy, qui offre pour ainsi dire ici les conditions d'une spécialité d'action manifeste?

Que si les bains de mer dirigés contre l'affection diabé-tique n'ont pas toujours été suivis d'effets avantageux,

c'est qu'ils avaient été exclusivement employés, ou bien
n'avaient point été précédés d'une médication rationnelle,
telle que celle des eaux de Vichy, ou que le malade enfin
n'était pas dans les conditions favorables à la réaction.

Encore une fois, nous reconnaissons à la médication
marine, et quoi qu'on en ait dit, une très-haute valeur,
lorsqu'elle vient comme traitement consécutif confirmer
les résultats obtenus par la médication hydro-minérale.
Nous ajouterons que c'est surtout dans les régions méridionales de la France, ou sous des latitudes chaudes que
l'on est en droit d'attendre des bains de mer toute l'efficacité désirable, parce qu'alors, aux effets du traitement
s'unissent les bienfaits du climat, qui sont d'une importance réelle dans le diabète, ainsi que nous l'avons exposé
précédemment ; il est bien entendu qu'à un degré avancé
de la maladie, les diabétiques doivent être prudemment
éloignés des bains de mer, qui sont alors contre-indiqués
et toujours nuisibles ; car ces derniers ne peuvent être
réellement utiles que lorsque les symptômes principaux
ont été notablement atténués par une médication précédente, et que le retour des forces permet à l'organisation
de suffire aux exigences d'un exercice actif après le bain.
La réaction ne s'obtient qu'à ce prix, et sans elle le traitement frappé d'impuissance ne fait qu'accélérer l'évolution morbide vers le terme fatal.

ALBUMINURIE.

Le langage médical est ordinairement conventionnel ou purement fictif, imposant à telle maladie, dont il devrait éveiller l'idée, un nom insignifiant, qui non-seulement ne rappelle rien à l'esprit, mais devient quelquefois un étrange élément de confusion ou de préjugés. Cette dénomination déplorable, imposée à l'affection dont nous allons décrire quelques traits, en serait, après tant d'autres, un suffisant témoignage. Le mot *albuminurie* non-seulement n'a pas de signification vraie, en ce sens qu'il n'exprime qu'un symptôme et non la maladie, mais il est, a la rigueur, un contre-sens pathologique.

Si, en effet, le langage médical marchait avec les progrès de la science, l'albuminurie disparaîtrait, comme individualité, du cadre nosologique ; car, au point de vue de la physiologie, nous sommes tous albuminuriques ; et l'albuminurie ne saurait éveiller non un état morbide, mais bien un état normal, et ce n'est que par des conventions tortueuses, absurdes, qu'on en a fait une maladie réelle.

Dans ces derniers temps, un professeur distingué, M. Piorry, après avoir constaté cette pénurie de langage technique, tenta un premier pas vers une réforme féconde, en proposant une nomenclature nouvelle. Aussitôt un académicien, qui apprécie le progrès dans certaines

limites, M. Bousquet, prend la parole, et, en pleine académie, lance contre l'honorable professeur, mal inspiré,
les foudres de l'orthodoxie et de son érudition d'emprunt.

C'est ainsi que nous allons trébuchant sur cette terre
classique, étouffant à sa source toute idée nouvelle, sans
en comprendre souvent la portée et l'avenir : croyant, au
contraire, à la science de ces médecins, esprits forts, dont
certains établissements thermaux ne sont pas dépourvus,
et qui nous diagnostiquent une maladie, de prime-abord
avec certitude, par l'appréciation seule du souffle du malade. Mais le vrai, qui, en médecine, est si souvent invrai-
semblable, et offre d'ailleurs tant d'aspérités, est assez
fréquemment supplanté par le roman et ses fragiles sé-
ductions, pour nous imposer le moindre doute à l'endroit
du renom si fondé de ces habiles industriels.

Les anciens n'étaient pas moins accessibles que nous
au mérite de tels *chiromantes;* car on a pu lire quelque
part qu'un certain *Rodilard*, vieux médecin de Rome, fit
un jour sortir le dieu de la médecine sous l'emblème d'un
serpent, d'un œuf enfoui dans la terre depuis longtemps.
Grâce à ce prodige d'abord, à ses oracles ensuite, il coûta
quelques armées à l'empire romain. Ceci se passait sous
le règne tant aimé de Marc-Aurèle.

De telles plaisanteries pouvaient peut être abuser les
vainqueurs du monde! mais qu'aujourd'hui l'on renché-
risse sur ces sottises à l'aide d'un prétendu *souffle morbide* [1], nous n'avons plus qu'à nous signer et rendre hom-

---

[1] On sait, il est vrai, que dans certaines maladies arrivées à la
période ultime, comme celles qui ont le caractère typhoïde, l'haleine

mage aux progrès du siècle, comme aux succès d'un diagnostic à coup sûr sans précédent.

Pour en revenir à notre sujet, l'albuminurie, qui n'est
qu'un syptôme, est la traduction simple de la souffrance
des grands centres nerveux, et la preuve nous en a été
donnée par les expériences mêmes de M. Bernard. Ce
grand physiologiste excite de son scalpel la pointe du
quatrième ventricule, et il provoque le diabète. Si l'excitation porte un peu plus haut, il détermine l'albuminurie. Dans toute commotion cérébrale, résultant d'une
chute sur les pieds, ou d'une contusion directe, on trouve
une émission notable d'albumine dans les urines de l'individu. D'un autre côté, M. Robin a démontré que l'albumine est excrétée par les urines dans le croup, dans les
affections organiques du cœur, du foie, et toutes les conditions organiques où les fonctions de l'hématose ont subi
une perturbation plus ou moins profonde.

L'albuminurie, suivant M. Bouchut, se produit presque
instantanément par l'effet de la strangulation ; elle n'est
donc qu'un symptôme et l'un des modes divers d'après
lesquels se traduisent les souffrances du système nerveux
cérébro-spinal. Que si on veut lui imposer la signification
de néphrite chronique, pourquoi ne pas l'appeler par son
nom? L'on sait de suite que l'on s'adresse à l'inflammation granuleuse aiguë ou chronique des reins, et que

est souvent pathognomotique; mais elles brillent, on peut le dire,
par leur absence dans les établissements thermaux. L'une des affections qu'on y traite, le diabète, offre, mais bien rarement, cette
haleine nauséabonde, pénétrante, à une période si avancée, qu'elle
n'est plus alors tributaire des eaux minérales alcalines.

pour symptôme fondamental, on a des urines albumi-
neuses.

Cette affection ne se rencontre guère en Orient que
dans certaines provinces de la Turquie d'Europe, où elle
trouve toutes les causes efficientes à sa production, si j'en
juge du moins par les très-rares observations que j'ai pu
recueillir et les documents fournis à ce sujet.

Son mode d'évolution est donc à peu près celui que
nous observons en Europe, et comme nous avons constaté
que dans les régions paludéennes les troubles de centres
nerveux se trouvent placés sous la dépendance de l'anémie, la chloro-anémie, la cachexie, qui caractérisent les
fièvres palustres, il ne serait point étonnant que la néphrite albumineuse ne s'y observât que bien rarement.

Ainsi que je l'ai exposé, l'albuminurie s'observe même
dans l'état physiologique ; car, d'après les expériences de
William Prout, la plus forte proportion de l'albumine
urinaire s'observe deux ou trois heures après les repas :
Lehmann a confirmé plus tard ce phénomène normal, et
M. Gubler, après lui, a dirigé ses recherches vers l'influence du régime sur l'excrétion albumineuse dans les
urines. L'on sait aujourd'hui que, de tous nos aliments, la
pomme de terre est celui qui provoque la plus grande déperdition d'albumine dans ce liquide.

Les différentes causes qu'on assigne à la néphrite albumineuse sont les refroidissements, l'influence du froid
humide, un régime insuffisant et particulièrement la prédisposition tuberculeuse. En Angleterre, en Hollande où elle
se développe très-fréquemment, on a considéré l'abus des

boissons fermentées, comme la bière, l'ale, le strong-
beer et autres dont on fait un si fréquent usage, comme
causes déterminantes de la maladie. Les liquides alcooliques, en effet, exercent sur le système nerveux une
stimulation directe, en ce sens qu'ils épuisent leur action
sur le cerveau et le foie. Si l'on en croit les expériences,
de M. Ludger-Lallemand, qui, après avoir enivré des
chiens, retira de la masse cérébro-spinale 3 gr. 25 d'alcool, on est fondé à attribuer à ce stimulant des centres
nerveux toutes ces perturbations qui aboutissent à l'albuminurie, véritable névrose, dont le caractère n'a pas
été suffisamment envisagé jusqu'ici, suivant les documents récents exposés sur ce grave sujet par le docteur
Hamon.

Dans les provinces de l'empire turc qui avoisinent les
bords du Danube, la Valachie, la Bulgarie, la Servie, la
néphrite albumineuse chronique trouve toutes les conditions favorables à son développement. Nous avons pu
en observer un cas cette année à Vichy, chez un individu venu de ces contrées lointaines, et nos confrères ne
manquent pas d'en relever quelques faits dans leur
pratique de plusieurs années à notre établissement
thermal.

Dans ces contrées européennes, dont le climat différent comporte une pathologie spéciale avec des caractères particuliers, nous observons le type inflammatoire,
dont nous avons constaté la rareté dans les autres provinces de l'empire ottoman. Nous voyons néanmoins se
reproduire dans les pays limitrophes du Danube, le type

intermittent, mais moins tranché, moins dominant que nous ne l'avons observé ailleurs, celui-ci se trouvant plus ou moins effacé, absorbé par l'élément inflammatoire, l'un sthénique, l'autre atonique, asthénique, deux types morbides à peu près exclusifs entre eux en matière de pathologie comparée ; il n'est donc pas étonnant de retrouver dans cette partie de la Turquie d'Europe les maladies de nature inflammatoire, comme certaines fièvres graves, avec symptômes phlegmasiques francs, et en particulier la néphrite albumineuse chronique ou aiguë.

L'albuminurie se présente aussi avec tous ses caractères dans les grands centres de population, Constantinople, Andrinople, Rodosto, Belgrade, etc., où l'on retrouve les conditions climatériques propres à son développement, et les causes déterminantes provenant du régime, comme l'usage abusif des boissons fermentées, qui peuvent lui donner lieu.

J'ai eu l'occasion de constater dans certaines villes des contrées maritimes de la mer Noire, l'existence de certaines amauroses dépendant de l'albuminurie chronique, complication assez fréquente qui témoigne de la présence de cette affection, et qui lui est commune avec le diabète sucré. Sans entrer dans les considérations relatives à certains cas d'albuminurie passagère qui s'observent à la suite de certaines fièvres graves, le typhus, le choléra, la fièvre typhoïde, la pneumonie, et que l'on rencontre assez fréquemment dans la Turquie d'Europe, à titre d'albuminurie critique, nous passerons directe-

ment à la question du traitement de la néphrite albumineuse chronique par les eaux minérales de Vichy. Il importe de considérer surtout la maladie au point de vue
des lésions dynamiques, vitales, fonctionnelles qui la
constituent, puis la lésion anatomique de l'organe qui
en résulte : celle-ci n'est que secondaire, caractérise particulièrement la maladie de Bright ou inflammation du
tissu propre du rein, affectant tantôt le tissu cellulaire
d'enveloppe, ou *périnéphrite*, tantôt la membrane du bas-
sinet, ou *endonéphrite*. D'après M. Becquerel, l'albuminurie chronique permanente est constituée par un état
hypertrophique souvent considérable des cellules épithé-
liales du rein, de celles de sa portion corticale, état signalé en outre par la présence d'une quantité plus ou
moins grande de granulations, sorte de gouttes grais-
seuses d'un volume variable, existant surtout dans cette
portion de l'organe, qui prend ainsi un aspect jaunâtre.

Cette définition, la seule que nous ayons à envisager
ici, nous permettra d'apprécier toute l'efficacité d'action
des eaux minérales de Vichy dans cette maladie ; car,
s'il s'agit de symptômes phlegmasiques avec douleur
aiguë, pongitive, exacerbante, avec fièvre et rétrac-
tion du testicule correspondant à l'organe malade, ou
bien d'une dégénérescence squirrheuse ou cancéreuse,
l'affection ne peut que s'aggraver sous l'influence des
eaux, qui doivent être alors sévèrement interdites.

Pour bien saisir le mode d'action du traitement hydro-
minéral de Vichy, fondé sur des observations nom-

breuses et fécondes, on ne doit pas perdre de vue ce que
nous avons exposé précédemment sur notre manière
d'envisager la maladie, que d'autres praticiens recom-
mandables considèrent comme une véritable *névrose*,
opinion surtout rationnelle au point de vue de la patho-
génie si simple de l'albuminurie, qui a été l'objet de tant
de théories divergentes.

Les uns, en effet, on fait jouer à la compression des
gros vaisseaux un rôle capital dans la production de
cette maladie. D'autres ont envisagé le sang, altéré dans
sa composition, comme la cause primitive du mal : mais
il reste à savoir si ce liquide est réellement altéré d'a-
bord. Il nous semble beaucoup plus logique de considérer, avec un praticien distingué, qui a ouvert une voie
nouvelle sur ce sujet, l'affection des centres nerveux
comme le point de départ, l'affection primitive, le siége
de la protopathie. Cette opinion d'ailleurs est fondée sur
les expériences physiologiques de M. Bernard surtout, de
MM. E. Robin et Bouchut. La lésion organique du rein
n'est pas toujours essentielle pour constituer l'état morbide, et quand elle existe, elle ne serait que secondaire et
résultant de l'altération même du fluide urinaire. Pour
nous résumer, nous dirons que la perturbation vitale
s'exerce d'abord sur le système nerveux central, et que
la lésion organique, qu'elle soit accidentelle ou pathologique, s'explique par une action réflexe sur les centres
nerveux, point aboutissant de toute lésion directe ou
non.

Envisageant l'albuminurie à ce point de vue général,

les eaux de Vichy, en vertu de leur action vitale, dynamique, exercée sur les centres nerveux, nous offriront un
exemple remarquable de leur puissance dans cette affection. Nous n'avons pas la prétention d'affirmer que
tous les malades en éprouveront des effets assurés et
favorables, mais dans la grande majorité des cas, là surtout où la chronicité est franchement accusée, où il
n'existe pas de lésion organique grave, lorsque la médication est précise, dirigée avec méthode, les eaux alcalines seront suivies de résultats avantageux, et d'une modification profonde qui atténuera de beaucoup la gravité
du pronostic, si souvent funeste dans cette maladie.

L'on sait, en effet, que l'issue fatale survient soit par
épuisement organique, soit par l'effet des complications,
telles que des congestions séreuses de nature diverse,
l'apoplexie séreuse et la pneumonie ou la pleurésie inter-
currente.

Les médications nombreuses proposées pour combattre
l'albuminurie sont plus ou moins efficaces et souvent
frappées d'impuissance, dès que la maladie prend un certain degré d'intensité. Le tort qu'on peut leur imputer
est de s'adresser d'une façon trop exclusive aux symptômes qui signalent certaines complications; leur action
n'est souvent que localisée, et leur administration trop
empirique ne porte pas atteinte à l'ensemble des fonctions troublées; ainsi l'application des ventouses scarifiées
sur les lombes, la saignée dérivative dans les paroxysmes;
les purgatifs drastiques contre l'hydropisie, les révulsifs

externes dans le cas de congestion, les toniques, les amers contre les vomissements, les opiacés contre la diarrhée, etc., tous moyens d'une influence restreinte, transitoire, atteignant le symptôme, mais non l'élément nerveux sur lequel doit surtout s'épuiser l'action thérapeutique.

Mais avec la médication hydro-minérale, jouissant d'une portée plus étendue, plus généralisée, répondant à la fois à plusieurs indications, l'on portera plus directement atteinte à cette lésion dominante des centres nerveux, lésion primitive, protopathique, entraînant après elle tous les troubles organiques qui caractérisent la maladie. Toujours au point de vue de cette action sur les grandes surfaces, en modifiant dans un sens favorable les fonctions assimilatrices, les eaux minérales agiront par celles-ci sur l'innervation troublée, en vertu de cette propriété commune, l'*excitation*, à l'aide de laquelle elles opéreront graduellement des améliorations durables provoquant insensiblement le retour des fonctions à l'état physiologique. En agissant sur l'économie tout entière, elles suppléent avec plus de précision à l'insuffisance apparente de leur action locale, par des effets généraux qui portent sur l'ensemble des fonctions perverties, et c'est même ainsi envisagées qu'elles témoignent de leur puissance sur la chronicité des maladies, et qu'on en apprécie avec plus d'exactitude toute l'énergie *spéciale* dans cette circonstance.

Faisant l'application de ces principes à l'albuminurie,

les eaux minérales de Vichy, en modifiant les fonctions troublées de l'innervation, remédieront par suite à cette sécrétion vicieuse anormale, en vertu de laquelle s'opère la production de l'albumine. Elles imprimeront ainsi à l'organe malade une impulsion favorable tendant incessamment à le ramener à l'état physiologique.

Dans le cas d'œdème local des pieds ou des mains, même général, symptômes dont la fréquence caractérise la maladie, mais qui sont transitoires, la médication hydro-minérale n'est point contre-indiquée : on doit continuer l'usage des eaux en bains et en boissons, à moins qu'il ne survienne quelque phénomène d'acuité, avec état fébrile, ce qui constitue dès lors une contre-indication.

Sous l'influence des eaux alcalines, les fonctions de la peau, toujours languissantes dans cette maladie, se ranimeront progressivement, élément surtout important à envisager ; les voies digestives, affectées de troubles dyspeptiques variables, ne tarderont pas à s'améliorer d'abord ; favorisant le retour des fonctions assimilatrices, les eaux de Vichy relèveront l'équilibre des forces, et les sources ferrugineuses, si bien indiquées ici, seront particulièrement prescrites en vue de s'opposer au dépérissement, à cet état cachectique qui menace incessamment les malades.

Nous avons pu vérifier l'exactitude de ces résultats chez quelques individus que présente chaque année la clinique des eaux minérales de Vichy, et en particulier sur le ma-

lade dont nous avons parlé plus haut, et qui avait été en-
voyé de la Valachie pour y subir le traitement thermal.

Affecté de cette névrose albuminurique depuis environ
quatre années, n'ayant éprouvé aucune amélioration sensible des médications diverses, entre autres de l'usage du
tannin pris à doses élevées, le malade arrivait à l'établissement dans un état de cachexie réelle, le moral sérieusement entrepris lui laissant quelques doutes à l'endroit de
sa guérison. Agé de trente-cinq ans, d'une constitution
assez robuste il y a quelque temps, il a perdu successivement toute son énergie physique et morale, s'abandon-
nant à la moindre impression pénible; le pouls est petit,
accéléré, mais non fébrile, dépressible; pâleur générale
des tissus et des muqueuses, prostration des forces,
œdème des extrémités, avec des alternatives ou intermittences qui précédemment l'avaient menacé d'une hydropisie générale, prévenue sans doute par la médication.

Il existait une dyspnée habituelle qui s'exaspérait sous
l'influence de la marche; nous n'avons pu constater de
lésion organique ni des poumons, ni du cœur; le foie avait
conservé son volume; quelques douleurs vagues profondes
se manifestaient dans la région lombaire; les fonctions digestives ne s'exerçaient qu'avec peine; anorexie complète,
nausées, vomituritions et quelquefois vomissements après
l'ingestion des aliments; l'urine, assez peu abondante
avant l'usage des eaux, traitée par le réactif habituel,
l'acide azotique, présentait une quantité notable d'albumine; dépôt floconneux blanchâtre, moins abondant le

matin que dans le cours de la journée; ce qui dépend de l'absence d'excitation produite sur le système nerveux central pendant le repos de la nuit : en effet, la quantité d'albumine émise par les urines peut être envisagée comme le phénomène attestant la somme des dépenses faites par l'innervation cérébro-spinale. Ainsi, pendant le sommeil, cette fonction nerveuse ralentie entraîne une déperdition bien moindre d'albumine, d'où résulte l'indication du repos autant que possible, pour éviter la stimulation des centres nerveux, qui président à l'albumino-génèse.

Sous l'influence du traitement thermal, l'urine, d'abord bourbeuse, concentrée, ne tarda pas à perdre ses caractères. Les eaux furent prescrites en bains et en boisson ; à l'intérieur trois verres par jour, pris à la source de l'hôpital on augmenta insensiblement pour atteindre cinq et six verres. Les bains furent continués avec de rares intermittences, un tiers d'eau minérale seulement, et suivis pendant trente-cinq jours ; on prescrivit ensuite l'eau de la source Mesdames, puis celle du puits Lardy, toujours à doses progressives, en débutant par demi-verres.

Dans le cours du traitement, le malade prit également quelques bains de vapeur, dont le nombre s'éleva jusqu'à cinq. Après dix jours, l'amélioration commença à se produire, l'œdématie des extrémités, très-manifeste d'abord, céda sensiblement, et nous la vîmes presque disparaître sur les parties latérales de l'abdomen. La transpiration abolie, avec sécheresse notable de la peau, commença après le quinzième jour à devenir manifeste ; la chaleur avait repris, en premier lieu, son état habituel, et une céphalalgie qui, dans le principe, était assez violente pour empêcher le sommeil disparut complétement.

Le malade avait été affecté d'hallucinations de la vue à une époque précédente, mais il n'en conservait plus que le souvenir à son arrivée à Vichy ; les douleurs lombaires, sensibles à la pression, persistèrent pour ne disparaître que plus tard. La cavité abdominable, où la percussion constatait l'existence d'une certaine quantité de liquide, et par suite un peu proéminente, s'effaça progressivement. Les urines, devenues plus abondantes, furent traitées chaque jour par le réactif indiqué, et aussi par la créosote. On y observait quelques fragments d'épithélium ; et ce fut surtout vers le vingtième jour que la diminution de l'albumine devint très-sensible : elle disparut à peu près complétement après un mois, époque à laquelle on n'observa plus que de faibles traces de ce principe, que les premières gouttes d'acide ne précipitaient pas. Il fallait en élever le nombre à quinze et vingt pour que le précipité trahît sa présence : ajoutons que l'œdématie des extrémités diminuée persistait encore à la fin du traitement, et que la rate dépassant le volume normal n'était pas résolue ; son engorgement témoignait de l'existence de fièvre palustre que le malade avait en effet éprouvée à une époque antérieure, mais qui avait cédé et disparu depuis quelques mois sous l'influence du changement de climat ; le vin de quinquina ferrugineux et un régime tonique reconstituant avaient été recommandés au malade, qui

14

quitta Vichy dans un état, sinon de guérison radicale, du moins avec une amélioration profonde, qui persistera sans doute sous l'influence d'un régime approprié et secondé par l'usage des eaux minérales, dont nous avons conseillé la continuation pour maintenir les résultats obtenus et prévenir les récidives, si souvent imminentes dans l'albuminurie.

LES

CAUSES D'INSUCCÈS EN MÉDECINE THERMALE

ET

LES PRÉVENTIONS QUI S'Y RATTACHENT.

> On nous fera sans doute la grâce de penser que
> nous ne donnons pas nos eaux, pour un spécifique
> de toutes sortes de maux..... elles manquent bien
> des maladies de toutes les espèces, et, s'il faut le
> dire, il est de certaines gens qui, suivant d'an-
> ciennes idées, qui sont des préjugés d'autant plus
> enracinés, crient contre la fougue, la chaleur et
> l'activité de notre remède.......
>
> (Ant. BORDEU, *Lettre au premier médecin du roi.*

A l'exemple du grand praticien dont nous invoquons
ici le témoignage, nous n'avons pas la prétention de penser que les eaux minérales de Vichy, appliquées aux diverses maladies qu'on observe en Orient, puissent être
suivies toujours de résultats efficaces, identiques, dans
tous les cas que nous venons d'exposer. Ce tableau, es-
quissé à grands traits, des propriétés thérapeutiques de
la médication thermale, ne saurait évidemment s'appliquer qu'aux généralités morbides ; mais les divers insuccès possibles qui surviennent dans la pratique ne peuvent
en infirmer la valeur : c'est en prenant, d'ailleurs et surtout, en considération les données fournies par la consti-

tution pathologique, par l'influence du climat, et les observations réitérées que nous avons pu faire, aussi bien dans ce pays lointain qu'à l'établissement thermal, que nous avons signalé toute l'opportunité des eaux alcalines de Vichy, opposées aux différentes affections que nous venons d'énumérer.

Si l'on tient compte, en effet, de la constitution médicale des diverses provinces de l'empire turc dominées par le type endémo-épidémique, auquel est subordonné le type paludéen, si répandu dans ces contrées ; si, de plus, on envisage la nature des constitutions individuelles, où l'emporte assez généralement l'élément lymphatique, résultant de cet état pathologique dominant ; en se fondant d'ailleurs sur les faits cliniques relatifs à des maladies traitées à l'hôpital militaire de Vichy et provenant de nos colonies ou de climats analogues, on pourra dès lors se faire une idée assez précise de l'action des eaux alcalines et des ressources qu'on peut en attendre dans ces états morbides diathésiques qui résument en quelque sorte la pathologie de l'Orient.

Mais, en reconnaissant aux eaux de Vichy une efficacité réelle dans la série des affections qu'on y observe le plus souvent, nous n'avons pas prétendu affirmer qu'elles seraient toujours suivies de succès dans tous les cas précédemment exposés, et, comme le disait Bordeu à l'égard des Eaux-Bonnes, elles pourront manquer bien des maladies, et des insuccès formels suivront quelquefois leur administration : mais, en général, ce mode de traitement trouvera, dans bien des cas, des indications favorables et particulièrement appropriées à la nature morbide même des affections qui constituent le cadre nosologique de ces contrées. Ce fait résulte d'observations attentives recueillies sur des malades peu nombreux, il est vrai, venant de ces provinces, et traités à Vichy avec des résultats assez concluants pour ne laisser aucun doute sur l'action en quelque sorte spéciale de cette médication.

Il semble en effet que la constitution pathologique, qui imprime à chaque maladie son caractère propre, les rende par cela même plus aptes à subir les effets thérapeutiques de ces eaux, et que celles-ci auraient pour ainsi dire plus de prise sur l'état morbide en lui-même, par suite du type dominant d'où il relève ; ces données, conformes aux observations qu'offre la clinique de l'hôpital militaire, où, chaque année, sont traitées tant de maladies dépendant du type endémique paludéen, se vérifient assez souvent dans la pratique habituelle pour établir notre conviction sur ce point.

Nous ne pensons donc pas devoir être taxé d'exagération pour avoir reconnu une efficacité réelle aux eaux minérales de Vichy, que nous envisageons surtout comme appropriées aux diverses affections qui sévissent en Orient et qui, par le caractère pathologique spécial d'où elles relèvent, semblent être plus particulièrement tributaires de cette médication.

Mais, ainsi que nous l'avons dit ailleurs, à côté des succès se trouvent les revers, et ceux-ci dépendent de circonstances nombreuses et variées qu'il importe de signaler. Ecoutons à ce sujet le célèbre praticien à l'autorité duquel nous nous plaisons de faire appel, et qui, en termes précis et énergiques, signale les préjugés vulgaires de son époque, préjugés encore en crédit de nos jours, bien qu'un siècle les sépare !...

« Je me suis trouvé, dit A. Bordeu, dans des occasions bien délicates, à même d'essuyer des coups préparés contre l'usage des Eaux-Bonnes; on me répétait une longue suite de symptômes fâcheux qu'elles devaient produire: elles échaufferont, disait on, elles feront tomber dans le marasme et l'hydropisie ; *siccitas*, *febris*, *sanguinis excandescentia*, *rarefactio*, *adustio*, *insomnia*, *debilitas*, *obstructiones*, *marasmus*, *hydropis*, *mors*; on avait soin de répandre de semblables tirades, et il se trouvait à la fin que ces calomnies graduées, cette échelle de misère et ces pronostics sinistres qu'on répandait si indécemment s'évanouissaient, et les vertus de nos eaux en étaient plus généralement reconnues et admirées, surtout par le public, qui ne fait attention qu'à des cas frappants, qui ne sont quelquefois que des cas fort ordinaires aux yeux des connaisseurs. »

Ces quelques paroles de l'illustre médecin des Eaux-Bonnes, écrites après trente années de pratique, nous permettent d'apprécier toute l'influence qu'exerçaient alors sur les esprits les préventions ridicules élevées à ce sujet, lorsque aujourd'hui même, après plus d'un siècle écoulé, les choses ne semblent guère avoir changé d'aspect.

C'est qu'en effet le malade qui vient chercher à un établissement thermal la guérison ou le soulagement de ses souffrances est, par instinct, souverainement indocile aux prescriptions du médecin traitant; impatient d'arriver plus vite au résultat, il juge à propos de s'affranchir trop légèrement des conseils qui lui sont donnés; des insinuations étrangères et malavisées viennent encore aider à ce but, et un voisin maladroit ne manque jamais de lui persuader que si la maladie ne s'améliore, c'est que le médecin lui-même interprète d'une manière pitoyable l'état de son client : l'argument toujours invoqué ici est que le premier, en effet, atteint de la même affection touche à sa guérison, tandis que le second malade, *à son point de vue*, périclite ou malverse : de là les infractions au traitement, l'exagération des doses, leur administration intempestive, et avec elles les accidents qui ne tardent pas à convaincre, souvent trop tard, le malheureux devenu victime de son inqualifiable aveuglement. Des insuccès naissent les préjugés, exposés avec tant de véracité par Bordeu, et *toute cette échelle de misère*, graduée selon les circonstances et les individus qui les interprètent ou les jugent *ex professo*.

Il faut encore reconnaître que, parmi les malades qui fréquentent les établissements thermaux, il en est un bon nombre qui croient devoir s'affranchir des conseils d'un médecin, à l'aide de brochures où ils voient inscrits d'avance la conduite qu'ils ont à tenir dans l'administration des eaux et le traitement qu'ils doivent suivre pour en obtenir une guérison.

J'ai eu moi-même, cette année, à déplorer les suites d'un semblable égarement chez deux malades, que j'en-

gageai à quitter Vichy dès ma première visite, dans la
crainte très-légitime de les y voir succomber. Je n'avais
donc pas eu l'occasion de les traiter ; les divers ouvrages
de médecine et les notices médicales où ils avaient puisé
de *si sages préceptes* avaient suffi pour faire tous les frais
du traitement, et je ne fus mandé que pour en constater
les déplorables résultats. Je prescrivis une médication
purement palliative et quelques conseils d'hygiène, en
insistant sur la nécessité du départ dans le plus bref
délai.

On comprend les conséquences graves qui peuvent résulter d'une semblable pratique, autre source de préjugés
chez les malades, auxquels on ne saurait trop rappeler
cette maxime de saint Jean-Chrysostôme : *Sine medico,*
vitæ poculum fit lethale.

Il importe également de reconnaître que certains médecins exerçant près nos établissements thermaux con-
tribuent, sans doute à leur insu, à donner cours à ces
préjugés qui germent si facilement dans l'esprit des malades, en étalant çà et là dans leurs écrits des opinions
aussi gratuites que fâcheuses dans leurs suites, sur la
portée thérapeutique des eaux minérales : aussi ne
sommes-nous pas peu surpris de voir dans une brochure
sur Vichy l'action des eaux alcalines restreinte à celle de
simples *modificateurs hygiéniques* ; on peut apprécier tous
les dangers qui peuvent résulter pour les malades d'une
opinion aussi illusoire, que, d'ailleurs, la pratique dément
d'une manière formelle.

Ayant à subir une médication aux eaux de Vichy, que

des praticiens mal inspirés envisagent comme de purs *modifioateurs hygiéniques* , les malades, en effet, n'ont que faire des consultations de l'homme de l'art, l'hygiène étant aussi bien du ressort de celui-ci que des gens du monde. Avec de semblables idées surviennent les déceptions, les insuccès, la porte ouverte à tous les abus, et le discrédit qui frappe les établissements eux-mêmes : nous croyons sincèrement que l'auteur, M. *Durand-Fardel,* n'a pas sérieusement réfléchi à la portée d'une semblable prévention, émise surtout avec l'autorité qui s'attache à son nom : — alors qu'il semble lui-même, dans ses écrits, s'infliger sur ce point de véritables contradictions.

Ne sommes-nous pas en droit de nous demander comment des eaux minérales qui renferment jusqu'à sept grammes de principes minéraux par litre, dont cinq grammes de bicarbonate de soude, de l'acide carbonique et de l'*arsenic,* comment, dis-je, de semblables eaux peuvent être considérées purement et simplement à titre de modificateurs hygiéniques? Qu'on attribue ce prétendu rôle à des eaux de *Luxeuil,* de *Plombières,* de *Bourbon-Lancy,* toutes si faiblement minéralisées qu'elles n'agissent que par leur thermalité, l'on peut accepter cette manière de voir; mais qu'on vienne à l'appliquer aux eaux de Vichy, reconnues par leur énergie même comme de véritables médicaments, on a peine à comprendre un tel abus de langage, d'autant plus qu'il peut entraîner des dangers sérieux quant à l'emploi exagéré des eaux. C'est ainsi que le docteur Prunelle a cité le cas concernant un de ses clients, qui, ayant cru devoir adopter le système de

boire à outrance, en était arrivé à pisser le sang et à provoquer chez lui l'explosion de coliques néphrétiques
atroces. Est-ce donc là le rôle assigné à des modificateurs
hygiéniques ?

À Luxeuil et à Plombières, j'ai pu l'observer moi-même,
l'on voit des buveurs absorber jusqu'à seize et dix-huit
grands verres d'eau minérale en prenant leurs bains, et
il n'en résulte que des effets même favorables ; aussi
peut-on les envisager à la rigueur comme étant du ressort
de l'hygiène. Néanmoins, une eau minérale, quelle qu'en
soit sa nature, doit être envisagée comme médicament.
Son administration nécessite une étude attentive qui ne
saurait être faite avec fruit, ainsi que l'exprime M. C. Ja-
mes, que là où l'on surprend l'eau minérale dans la plé-
nitude de ses attributs et l'intégrité de son énergie. Donc
autant on reconnaît d'eaux minérales différentes, autant
de médicaments différents... Mais les eaux de Vichy clas-
sées dans cette catégorie nous semblent à juste titre aussi
mal jugées que déclassées, et l'on ne peut que protester
contre une pareille prévention, que renie d'ailleurs la
théorie et la pratique.

Nous sommes non moins étonné de voir professer, à
l'endroit des eaux minérales et en particulier de celles de
Vichy, des opinions, en résumé, assez insignifiantes, mais
qui ne sont pas davantage vérifiées par l'expérience clinique.

Les eaux minérales, prétend-on, améliorent beaucoup
plus souvent qu'elles ne guérissent : cette proposition
(qui n'est rien moins que consolante) n'est pas, ajoute-

t-on, susceptible *de déprécier leurs vertus*; elle n'est pas, que je sache, capable non plus de les exalter, à coup sûr. Nous chercherions donc à en infirmer la valeur si l'auteur ne nous avait dispensé lui-même de ce soin, en constatant maintes fois à l'égard de ses malades, dont il a consigné les observations dans sa brochure, que plusieurs ont quitté Vichy (après un premier ou un second traitement), se trouvant, affirme-t-il, *dans un parfait état de santé.* Il est bon d'ajouter qu'il s'agit ici d'affections chroniques des voies digestives, existant depuis plusieurs années, six ou sept ans, ainsi qu'on en observe si fréquemment dans la pratique aux eaux minérales de Vichy particulièrement. Mais nos confrères pourraient d'ailleurs nous fournir des témoignages suffisants à cet égard, qui détruiraient certainement cette opinion au moins préconçue, et, sans avoir ici la prétention d'imposer la mienne, je suis toutefois d'un avis contraire.

Nous voulons surtout faire allusion, dans ce cas, à une autre proposition, déduite de la précédente, et à laquelle il faudrait attribuer la valeur d'un axiome :

« Les *eaux minérales,* assure-t-on, *aident à la guérison, mais elles ne guérissent pas.* » Nous venons de nous inscrire en faux contre la première opinion, que l'on doit envisager comme un préjugé, et qui provient, il est vrai, bien plus du mauvais vouloir des malades que du médecin appelé à les traiter ; car les eaux minérales ne sauraient, en effet, guérir que les individus qui savent insister assez longtemps sur leur emploi, plusieurs années s'il le faut, pour en obtenir une guérison franche ; en définitive, un délai nécessaire et exigé par l'intensité ou la chronicité de la maladie.

Autrement entendu, les eaux améliorent, nous le reconnaissons, beaucoup plus souvent qu'elles ne guérissent ; mais il est digne de remarque que les cas de guérison radicale s'observent surtout chez ces derniers malades, et les améliorations seulement dans *presque* toutes les autres circonstances. Nous soulignons le mot à dessein, car nous ne reconnaissons pas davantage de propriétés merveilleuses à l'action des eaux alcalines.

Mais, des différents motifs qui sollicitent les malades, peut-on raisonnablement en induire des arguments contre la portée thérapeutique d'un médicament, et dans le cas particulier en conclure que les eaux améliorent dans la grande majorité des cas, plutôt qu'elles ne guérissent? Nous le répétons, cette manière de voir ne peut résulter que d'une observation incomplète ou inexacte.

La seconde assertion, qui n'est qu'une conséquence de la première, n'a pas plus de valeur que celle-ci, et de plus, aussi dénuée de fondement, a le tort d'être surtout insignifiante et oiseuse. Qu'importe en effet cette distinction pour les malades, de savoir qu'ils se sont guéris parce que les eaux ne font qu'aider à la guérison, sans jamais guérir par elles-mêmes ?

C'est particulièrement en thérapeutique que l'on est en droit de reconnaître ce vulgaire principe : la fin, quels qu'en soient les moyens. Le malade, en butte à la douleur, n'a garde de s'en préoccuper dès qu'on arrive au résultat, ardent objet de ses vœux. La *nature médicatrice* s'efface-

t-elle donc devant la médication thermale, *coopérant* activement à son tour à amener la guérison? En définitive
les eaux minérales guérissent, précisément parce qu'elles
aident à la guérison, au même titre que tous les médicaments spécifiques, le quinquina opposé à la périodicité, le
mercure à la syphilis, l'iode à ses accidents tertiaires ;
nous ne voyons pas pourquoi la médication spécifique,
subordonnée comme les premières à l'influence de la
nature medicatrice, dont on ne peut méconnaître la puissante intervention, pourquoi, dis-je, *cette médication* gué-
rirait plutôt par elle-même que les eaux minérales : ce
qui revient à dire que l'une et l'autre guérissent au même
titre [1].

Il est difficile de s'expliquer comment le praticien cité
plus haut a lieu de s'estimer heureux de s'être rencontré,
comme il l'affirme, *jusque dans l'expression même,* avec un
observateur distingué, M. Dassier, qui a émis une semblable opinion sur ce point. N'en déplaise à ces fauteurs
d'hérésie médicale, qui voudraient en vain nous imposer
des théories illusoires pour des réalités, nous n'envisageons dans cette manière de voir qu'une idée préconçue,
aussi capable d'égarer des malades que les médecins eux-
mêmes sur les propriétés ou l'action thérapeutique des
eaux minérales, à notre avis, si étrangement interprétées.

Mais l'auteur des lettres médicales sur Vichy, qui a su
prêter si volontiers le flanc à la riposte, suivant ses pro-

[1] Nous faisons observer qu'il est ici question du cercle hydrologique de Vichy, ou d'autres eaux minérales analogues et d'une mi-
néralisation aussi riche ou même plus élevée.

pres expressions, ne saurait s'offenser *de ce qu'on n'accepte pas ses théories comme le dernier mot de la science*, lui qui, avec tant de réserve, déploie contre ses collègues des saillies aussi piquantes que gratuites : — lorsqu'il prétend, par exemple, que l'un deux, dont l'expérience éclairée est pourtant bien connue, accuse l'eau de Vichy de *dissoudre les muscles de ceux qui en font usage*, *en respectant leur graisse* : de semblables interprétations dispensent de tout commentaire.

Mais, pour en finir avec ce sujet, nous demanderons s'il sied à un médecin sérieux de produire dans deux notices différentes sur Vichy des convictions assez contradictoires, dont le résultat ne peut assurément aboutir qu'à égarer l'opinion et peut-être devenir la source de bien des insuccès en médecine thermale ?

Dans une brochure de cet auteur sur les eaux de Vichy [1], nous lisons le passage suivant relatif à l'eau transportée : *Celle-ci, dit-il, privée de sa thermalité* (insinuation assez fausse ou malveillante, car les sources que l'on prescrit en général sont froides), *dépouillée de la plus grande partie de ses gaz, d'une partie des sels peu solubles qu'elle renfermait, et probablement de toute la matière organique, se trouve à peu près réduite à une dissolution de bicarbonate de soude* (les à-peu-près et les adverbes ont en effet leur utilité) *difficilement tolérée* (même) *à jeun »*.....

Si l'on en référait dans la pratique à un aveu auss

---

[1] *Des Eaux de Vichy considérées sous les rapports clinique et thérapeutique ;* par le docteur M. Durand-Fardel.

imprévu, la Compagnie fermière pourrait à coup sûr s'empresser de résilier son bail au plus vite, et les malades, réduits à une dissolution de bicarbonate de soude *indigeste*, auraient à opter entre celle-ci et les eaux minérales *artificielles, peut-être équivalentes*. Heureusement, il n'en est rien et l'on a pris soin de nous rassurer sur ce sujet dans une autre brochure, écrite, il est vrai, pour sauvegarder les intérêts de l'administration.

Quantum mutatus ab illo! dirons-nous avec le poëte, et nous chercherions à nous rendre compte de cette versatilité, si l'on ne savait par plus d'une expérience que l'esprit humain est capable de tous les enthousiasmes et de toutes les impressions, suivant les mobiles plus ou moins sonores qui l'animent.

Nous trouvons, en effet, dans des *Lettres médicales* sur Vichy (page 222), les lignes suivantes que l'on peut comparer aux précédentes. Après avoir parlé des motifs qui conduisent tant de malades aux thermes : « Il ne faut « point, dit l'auteur, négliger l'usage des eaux minérales « transportées. Les mêmes eaux (qui, là, ne sont qu'une « dissolution de bicarbonate de soude, très-indigeste à « jeun), constituent *ici* un médicament effectif, qui, pour « certain nombre d'entre elles au moins, peut rendre de « très-grands services à la thérapeutique. On ne fait cer- « tainement pas des eaux minérales transportées tout l'usage « qu'il faudrait..... Un traitement thermal est une médica- « tion, une eau minérale transportée est un *médicament...* » Qui pourrait s'en douter, demanderons-nous, en lisant le passage de la brochure citée plus haut ?

Il est heureux que pour la profession de semblables con.
versions soient d'une rareté frappante, et nous ne sommes
plus surpris qu'avec une telle mobilité, on prête aisément
le flanc à la riposte en s'*avançant* d'un pas plus ou moins
sûr *sur le terrain des explications.* .... Peut-être est-ce un tort
de prendre un peu trop, comme on le dit, les choses au
pied de la lettre, et de ne pas faire assez la part du progrès, qui emporte les esprits vers les découvertes utiles?
Peut-être encore cette première brochure sur les eaux de
Vichy, éditée en 1851, n'était-elle qu'une épreuve avant *la
lettre*, qui devait être corrigée par une seconde, les lettres
médicales sur Vichy, datée de 1860? — Néanmoins nous
persistons à ne voir dans ces opinions contradictoires
professées par ces adeptes de l'école de Gnide, frondeurs
volages des œuvres de Cos, qu'une source de préjugés
funestes, capables d'ébranler la confiance que devraient
inspirer à la généralité des praticiens et aux gens du
monde les eaux minérales et la médication sérieuse
qu'elles comportent.

Nous y voyons aussi l'origine de bien des insuccès dans
la pratique ; car, en restreignant dans la majorité des
cas l'action thérapeutique des eaux à de pures améliorations, les malades eux-mêmes, imbus de cette idée préconçue, se dispenseront de venir chercher à des établissements thermaux ce simple résultat, qu'ils peuvent, au
même titre, obtenir ailleurs, à l'aide des agents variés
dont la matière médicale est si riche. Ou bien encore, qu'ils
arrivent aux eaux une première fois, ils n'y reviendront
pas une seconde, convaincus que leur maladie ne sau-

raît que s'y améliorer et non se guérir complétement.

Il est heureusement des exceptions à cette règle, mais on comprend assez bien qu'elle a pu en imposer même à des praticiens, pour émettre cet étrange aphorisme : « Les eaux minérales aident à la guérison, elles ne guérissent pas ; » et qu'on ait pu constater ailleurs ce fait résultant d'observations qui n'ont pas été suivies assez longtemps, en vertu de ce principe même : « que les eaux minérales améliorent beaucoup plus souvent qu'elles ne guérissent.»

LES

EAUX DE VICHY

ENVISAGÉES

au point de vue des ressources qu'offrent à la médecine leur gaz acide carbonique.

L'Allemagne, qui a doté la thérapeutique de si fécondes innovations, ce centre de richesses thermo-minérales, nous a la première initié à la découverte des propriétés que peut offrir à la pratique médicale l'acide carbonique, appliqué au traitement des diverses affections des voies respiratoires, de certaines névralgies utérines, rhumatismales ou goutteuses. Cette médication récente, dont les médecins allemands ont su les premiers apprécier la haute portée, présente à Vichy toutes les conditions favorables, et les nombreuses observations recueillies à cet égard, aussi bien que les résultats obtenus, sont de nature à nous inspirer de sérieux motifs d'encouragement pour l'avenir.

Utiliser l'acide carbonique que certaines sources dégagent en quantité considérable pour l'appliquer soit en douches, bains ou inhalations, tel est le précieux moyen, exempt de danger, d'un usage si facile, qu'on a expérimenté avec succès en Allemagne et qui n'est répandu en France que dans un très-petit nombre d'établissements privilégiés, entre autres le Mont-d'Or, Saint-Alban et Vichy. Nous l'avons expérimenté nous-même et nous sa-

vons tous les avantages que l'on peut obtenir de cette médication, qui, associée à la thérapeutique des eaux minérales, en seconderait si utilement les effets.

Vichy possède une salle spécialement affectée aux malades auxquels les inhalations, les douches et les bains de
gaz sont indiqués. C'est du Puits-Carré, dont le point
d'émergence se trouve placé à deux ou trois mètres directement sous cette salle, que l'on extrait l'acide carbonique destiné à l'alimenter. Celui-ci, recueilli sous un
vaste récipient en zinc, surnageant sur une cuve pleine
d'eau, arrive dans la salle d'inhalation par un tuyau de
conduite adapté au réservoir précédent et qui, se prolongeant, règne le long des parois de la pièce pour aboutir à la baignoire, appropriée à l'usage des bains de gaz.
Sur ce tube on a disposé quelques robinets munis de
tuyaux en caoutchouc pour l'aspiration et les douches.
Dans un compartiment spécial existe cette baignoire où
aboutit le tuyau de conduite principal muni d'un tube
flexible à l'aide duquel le malade peut, au besoin, diriger
le jet de gaz sur la partie affectée. Ce dernier, une fois le
robinet ouvert, ne tarde pas à remplir toute la capacité
de l'appareil et sur ses bords est maintenue avec précision
un couvercle qui empêche toute issue. Le malade ayant la
tête seule au dehors, est ainsi soumis à l'action de l'acide
carbonique pendant une demi-heure, trois quarts d'heure,
rarement une heure, suivant les indications à remplir. Il
est, de plus, inutile d'enlever aucun de ses vêtements, les
chaussures même, vu la propriété physique du fluide à
pénétrer intimement tous les corps.

Le bain peut être général ou partiel, comme dans l'arthrite goutteuse du coude-pied ou du genou. Il existe pour les bras un appareil spécial qui permet de prendre l'immersion localisée même sur la partie malade.

Il y aurait une modification à établir pour les bains généraux et qui consisterait dans l'adjonction à la baignoire d'un tube d'inhalation qui permît au malade de subir à la fois l'action du gaz à l'extérieur et à l'intérieur. On obtiendrait ainsi un double effet thérapeutique qui peut avoir son utilité dans certaines affections. Nous avons eu l'occasion d'y recourir, et malgré l'efficacité produite il n'a pas été possible d'insister sur ce moyen, attendu la position gênante que le malade était obligé de prendre pour remplir cette indication. Mais on doit prochainement donner plus d'extension à cette salle, devenue insuffisante pour le grand nombre des malades, comme au point de vue de l'importance réelle que prend à Vichy cette médication récente, dont on ne saurait trop recommander l'emploi dans certains établissements.

Dans des considérations relatives aux eaux thermales de Vergèze (Gard) j'ai signalé les avantages précieux que l'on peut retirer de l'acide carbonique à cet établissement, dont les boues minérales et gazeuses à la fois sont utilisées pour la guérison de certaines affections rhumatismales, chroniques, les plaies calleuses, fistuleuses et quelques paralysies commençantes. Ces eaux, assez riches en gaz pour qu'on leur ait donné le nom de *Source des Bouillants*, qui est la principale, n'offrent aucun aménagement approprié à l'emploi de cette méthode thérapeu-

tique, d'une application facile et d'une si grande efficacité.

L'acide carbonique, le calorique des sources à température élevée, sont des éléments de richesse trop méconnus,
mais dont on commence à comprendre les avantages dans
quelques établissements bien dirigés, comme ceux de
l'Allemagne, qui, sous ce rapport, ne laissent rien à désirer.

Les eaux minérales de Vichy, si riches en acide carbonique, doivent à ce principe une propriété excitante
qui peut aller jusqu'à la dépression des forces nerveuses,
voire même atteindre les limites de la congestion cérébrale apoplectiforme, dès qu'elles sont prises intempestivement. Ce phénomène n'a rien qui étonne, si nous envisageons les effets particuliers produits sur les fonctions
cérébrales par l'usage de certaines eaux minérales comme
celles de Carlsbad, par exemple, qui provoquent chez
quelques malades une sorte d'ivresse, une *amnésie partielle* (perte de la mémoire), du vertige, des éblouissements et quelquefois du désordre dans les fonctions locomotrices. Aussi cette action sur les centres nerveux,
déterminée par l'eau du Sprudel, à Carlsbad, exige-t-elle
une attentive surveillance de la part du médecin, et, bien
que ces phénomènes, sous l'influence des eaux de Vichy,
n'atteignent pas tout à fait ce degré d'intensité, elles n'en
témoignent pas moins d'une certaine énergie en ce sens,
et produiraient inévitablement des résultats funestes dans
certaines conditions morbides, si leur administration n'en
était aussi surveillée attentivement.

Toutes les sources dégagent une quantité plus ou moins

considérable de ce gaz, dont M. le docteur Herpin a surtout signalé l'emploi thérapeutique et nous en a fait connaître les applications à la médecine thermale. Mais
M. Boussingault a le premier contribué à appeler l'attention du monde savant sur ce point important, lorsqu'il
publia ses observations relatives à un voyage scientifique
qu'il fit au Pérou, il y a quelques années.

En s'élevant sur le flanc des montagnes, à diverses
hauteurs, on rencontre dans cette contrée de l'Amérique
du Sud quelques excavations remarquables par le dégage-
ment considérable d'acide carbonique qui émane des
crevasses du rocher et en rend l'approche assez dange-
reuse. En y pénétrant, l'observateur constata l'abaissement de la température de l'air ambiant, le thermomètre
accusant 4 ou 5 degrés en moins, alors que la température
extérieure était plus élevée, et, chose singulière, la sensation éprouvée dans ce milieu semblait attester 20 degrés
de chaleur en plus de celle que l'on ressentait réellement.

A quoi donc attribuer l'existence de ce phénomène insolite? On ne pouvait évidemment invoquer que l'effet
produit par le gaz en contact avec la peau, sur laquelle se
produisait une irritation assez vive pour donner lieu, en
quelque sorte, à cette aberration de la sensibilité. Cette
observation pouvait ainsi devenir un trait de lumière et le
point de départ de nouvelles recherches relatives aux propriétés physiques de l'acide carbonique, et son application
à la pratique médicale. C'est en se fondant sur ces données
primitives que l'on a dû nécessairement arriver à l'emploi
de cet agent thérapeutique, dont les Allemands nous ont

les premiers signalé toute l'efficacité, et une fois l'impulsion produite, d'autres observateurs sont venus à leur tour féconder par des faits nouveaux ce genre de médication qui, chaque jour, tend à prendre parmi nous une importance réelle.

Ainsi, l'on connaît en France les recherches entreprises dans le but de fixer désormais la science médicale sur ce sujet important. Nous pouvons citer, particulièrement, les expériences de M. Collard de Martigny, tendant à démontrer l'effet produit sur les centres nerveux par l'action du gaz. Plongé dans une cuve remplie d'acide carbonique et respirant à l'aide d'un tube en communication avec l'air extérieur, il ne tarda pas à tomber dans un état de résolution générale ou de syncope après quelques minutes. Ce fait et bien d'autres témoignent d'une action anesthésique locale qui a été surtout observée par quelques praticiens sur les solutions de continuité de la peau et dans les parties où l'épiderme a été enlevé. M. le docteur Willemin, inspecteur adjoint des eaux de Vichy, qui a contribué le premier à propager la méthode de traitement fondée sur les inhalations et les bains de gaz, en a signalé les bons effets lorsqu'ils sont associés à la médication hydro-minérale dans les diverses maladies de l'arbre bronchique, du pharynx, l'asthme, l'angine chronique, la goutte et certaines névralgies.

L'action physiologique principale, observée surtout par les médecins allemands, témoigne d'un résultat spécial exercé sur les voies respiratoires et qui a une analogie complète avec celui produit sur la peau, comme dans le ait relatif aux expériences de M. Boussingault exposées précédemment. Cette action se traduit par une irritation plus ou moins sensible de la muqueuse bronchique, et ce phénomène suffit pour contre-indiquer d'une manière formelle les inhalations gazeuses dans la phthisie pulmonaire, même commençante.

Si l'on en croit d'ailleurs les observations fournies par les médecins allemands au sujet de cette dernière affection, l'acide carbonique administré soit en douches pharingiennes, soit en inhalations ne serait pas supporté par les phthisiques, et les accidents même qui en résulteraient instantanément seraient une indication féconde témoignant des progrès de la maladie et une source assez bizarre de diagnostic dans des cas exceptionnels.

Le gaz, ainsi que j'ai pu m'en assurer moi-même, pénètre, quoi qu'on en ait dit, dans les voies aériennes, bien qu'il s'en échappe une certaine quantité par les fosses nasales. Ce fait résulte de la densité même de l'acide carbonique et aussi des fonctions respiratoires. Comment expliquer autrement les résultats obtenus dans l'asthme, l'emphysème pulmonaire où, après quelques inspirations, on observe plus de liberté dans l'acte respiratoire, sans qu'il en résulte de dyspnée dans la grande majorité des cas. Le malade éprouve effectivement, au début, une sensation de gêne, sorte d'irritation produite sur la muqueuse laryngienne et qui est d'autant plus vive que l'on s'est préalablement bouché le nez. Mais si les inspirations ne sont pas trop profondes, la tolérance s'établit bien vite et tout se borne à une toux très-légère aussitôt dissipée.

J'ai eu l'occasion de vérifier ces effets sur moi-même.
Après l'occlusion complète des narines, je respirais le gaz
à l'aide du tube en caoutchouc, la bouche fermée ne permettant pas l'accès de l'air. Je pouvais ainsi respirer pendant quelques secondes sans éprouver autre chose qu'un
peu de toux, avec irritation légère du larynx, bien vite
calmée, et je ressentais ensuite plus d'ampleur dans la
respiration et comme un sentiment de bien-être. Le gaz
devait donc ainsi pénétrer dans les voies aériennes jusqu'à une certaine limite, il est vrai, c'était inévitable.
J'observais en même temps les résultats obtenus sur la
circulation. Le pouls semblait s'accélérer d'abord, mais il
reprenait bien vite son rythme normal, et même ne tar-
dait pas à descendre de 70 à 60 pulsations, effet consécutif à l'action spéciale du gaz sur le système nerveux et qui
atteste une sédation manifeste observée dans les mêmes
conditions par M. le docteur Willemin.

L'acide carbonique exerce donc sur le système nerveux cérébro-spinal une action sédative qui atteint quelquefois les limites de l'anesthésie pour peu que ses effets
soient prolongés, action qui peut aller jusqu'à produire
quelques désordres dans les fonctions locomotrices, ainsi
que nous avons eu l'occasion d'en parler à propos des eaux
du Sprudel, à Carlsbad, beaucoup plus riches en gaz que
les eaux de Vichy. En tenant compte de ce phénomène
spécial, ne pourrait-on pas considérer ce genre de médication comme devant être suivi d'efficacité particulièrement dans cette maladie, qui résiste à tous les efforts les
mieux combinés de la thérapeutique, l'*ataxie locomotrice*

progressive, à l'égard de laquelle on n'a pas, que je sache, utilisé jusqu'ici ce précieux agent, dont l'innocuité permet des applications plus étendues, dès qu'elles seront dirigées avec soin et opportunité.

N'y aurait-il pas aussi un nouvel horizon ouvert à la pratique médicale avec le concours de l'acide carbonique opposé à certaines névroses convulsives, comme la chorée ou danse de Saint-Guy, l'épilepsie même, dont les praticiens connaissent toute la gravité, et contre laquelle échouent généralement les moyens les plus puissants, les plus sagement dirigés.

Espérons que bientôt, avec les dispositions nouvelles et l'extension qu'on se propose de donner à la salle d'inhalation, nous pourrons, à Vichy, étendre les applications de ce produit naturel, exempt de danger et qui relève d'une si haute efficacité.

J'ai eu l'occasion, expérimentant sur moi-même, de prolonger les inhalations pendant 35, 40 et 50 minutes, sans éprouver aucun de ces phénomènes signalés par d'autres praticiens, après une persistance trop longue, tels que les éblouissements, vertiges, tintements d'oreilles, la résolution des membres, l'anesthésie ; et pourtant je faisais de larges inspirations, autant que possible, la bouche fermée sur le tube d'aspiration et les narines ouvertes. Je ressentais seulement une sensation de bien-être, toujours plus d'ampleur dans les mouvements respiratoires et un peu de lourdeur de tête, dissipée aussitôt en sortant de la salle. Il me semblait éprouver encore, après ces longue séances, une anorexie légère. Mais s'il en est ainsi chez certains individus à l'état sain, il n'en est plus de même, il faut l'avouer, à l'égard des personnes malades ou qui éprouvent une plus vive susceptibilité du système nerveux.

Les inhalations d'acide carbonique doivent donc ne pas dépasser certaines limites, même assez restreintes, suivant les indications. Il est convenable d'imposer un délai de 10 minutes d'abord, pour une séance, qu'on pourra au besoin récidiver dans la même journée. Ces inhalations doivent généralement être faites la bouche ouverte, de façon à aspirer en même temps que le gaz une certaine quantité d'air qui en atténue les effets. Plus tard, on prolongera la séance de 15 à 20 et 25 minutes, sans aller au delà d'une demi heure. Quelquefois, c'est bien plus le douchage de la partie malade que l'inspiration du gaz que l'on doit chercher à obtenir, ainsi que cela doit avóir lieu dans certaines phlegmasies chroniques du pharynx, l'angine chronique, l'état œdémateux de la muqueuse du pharinx ou de la glotte.

Lorsqu'il s'agit de phlegmasie franche, aiguë, on doit proscrire l'usage de ces inhalations, qui, dans ce cas, ne peuvent qu'exaspérer la maladie. Je les ai vues suivies des plus heureux résultats dans le corysa léger, subaigu avec inflammation légère de la muqueuse pharyngienne, altération de la voix et bronchite subaigue. Les effets ont été obtenus avec une rapidité remarquable. Tout fait présumer que les inflammations des voies respiratoires, prises au début, pourraient être très-efficacement modifiées par la médication hydrocarbonique, et même enrayées, alors qu'elle devient nuisible, dès que la phlegmasie est franchement développée.

M. le docteur Willemin a recueilli plusieurs observations relatives à l'angine chronique, dans lesquelles il a insisté avec succès sur les inhalations de gaz. Chez l'un de ses malades, atteint d'angine avec tuméfaction des amygdales, état œdémateux de la muqueuse pharyngienne, altération profonde du timbre de la voix et une demi-surdité, il a obtenu des effets inespérés, eu égard à l'ancienneté de l'affection, qui avait résisté à tous les moyens rationnels, entre autres à l'électricité, dont l'emploi était resté sans résultat ; on eut ici recours à la douche, en dirigeant le jet de gaz, à l'aide du tube d'aspiration, sur la partie malade, les tonsilles et la paroi rétro-pharyngienne. Après une séance de dix minutes, l'individu éprouva une sensation de bien-être, une liberté plus grande dans les voies aériennes. Les inhalations, ou plutôt le douchage fut ainsi continué pendant cinq jours consécutifs, et après ce délai le malade accusa une amélioration sensible, respirant, disait il, commé il ne l'avait pas fait depuis plusieurs mois, lorsqu'il fut obligé de quitter Vichy, sans qu'on ait pu suivre au delà cette observation à coup sûr fort intéressante.

C'est surtout dans les cas de surdité commençante, résultant soit d'une otite chronique, soit d'un début de paralysie de la pulpe auditive ou d'une lésion de la trompe d'Eustache, à la suite d'une phlegmasie de cet organe, que les douches d'acide carbonique sont suivies de résultats heureux et quelquefois inattendus. On a, en effet, observé des malades qui avaient ainsi recouvré instantanément le sens de l'ouïe après quelques séances, même après une première opération ; mais, dans ce cas, l'effet n'a été que temporaire ; il en était résulté toutefois une modification notable et satisfaisante.

Dans cette affection, le malade dirige le jet de gaz dans l'oreille externe pendant dix à vingt minutes, réitérant, au besoin, l'opération dans la journée et prolongeant ainsi quinze à vingt jours, suivant les résultats obtenus. Il est rare qu'après ce délai il ne se produise pas au moins une amélioration sensible et quelquefois le rétablissement de l'ouïe. J'ai pu recueillir une observation de ce genre chez un malade affecté de surdité du côté gauche, à la suite d'une angine tonsillaire chronique, et qui avait déterminé un affaiblissement considérable de l'ouïe. L'oreille droite, restée saine, étant comprimée, il ne percevait du côté opposé qu'un bourdonnement confus depuis quelques années. Les douches de gaz furent dirigées alternativement dans l'oreille externe et par la bouche, vers la trompe d'Eustache. Les séances furent assidûment suivies pendant dix-huit jours consécutifs, sans dépasser une durée de 30 minutes. Après la première épreuve, il survint une amélioration qui rassura singulièrement le malade et l'encouragea à suivre ponctuellement la médication. Ce premier effet ne se maintint pas, mais après quelques jours, il se produisit une modification nouvelle, et les essais étant répétés deux fois par jour, après la dix-huitième séance, il y eut un rétablissement à peu près complet. Le malade, en dirigeant la douche vers l'oreille

16 *

interne, à quelques intervalles faisait arriver une certaine quantité de gaz et, fermant la bouche et les narines, exécutait une expiration forcée, déterminant ainsi la pénétration de l'acide carbonique par la trompe d'Eustache. Ce procédé ne put être mis en usage à toutes les séances, mais seulement avec de longues intermittences, vu l'état de lipothymie qui menaça le malade dans les premières tentatives. On insista donc sur le douchage principalement, la bouche étant ouverte et permettant le libre accès de l'air. L'ouïe était enfin revenue, à peu de chose près, à l'état normal lorsque le malade, qui prenait en même temps les eaux, quitta Vichy, très-satisfait du résultat produit.

J'ai eu l'occasion de constater également les bons effets des inhalations de gaz dans certains cas de migraine existant à l'état diathésique avec les symptômes habituels, céphalalgie violente, vomissements irrésistibles, anorexie, nausées, état fébrile, etc. Chez une dame sujette à ces accès périodiques d'une intensité rare, j'ai pu maintes fois faire avorter l'accès imminent à l'aide de ces inhalations réitérées chaque jour pendant vingt minutes, et ayant soin de faire dans cet intervalle cinq à six inspirations aussi larges que possible. La malade aspirait habituellement, la bouche fermée, sur le tube d'inhalation, et pendant son séjour à Vichy elle fut ainsi complétement à l'abri de tout accès ; mais j'ignore si l'amélioration s'est maintenue depuis son départ, n'ayant eu d'elle aucune nouvelle. Ces résultats sont du moins encourageants et méritent une sérieuse attention de la part du praticien.

Dans toutes les inflammations chroniques avec atonie
de la muqueuse des voies respiratoires, dans les névroses
de ces organes, M. le docteur Willemin a constaté toute
l'efficacité qu'on est en droit d'attendre des inhalations
dirigées avec méthode, et les nombreuses observations
qu'il a recueillies à cet égard sont susceptibles d'inspirer
une confiance réelle sur ce point. Il a signalé les heureux
résultats obtenus dans l'asthme avec emphysème pulmonaire, et il insiste, à cette occasion, sur le nombre des
séances qui doivent être portées à trente dans la majorité
des cas, si l'on veut obtenir des effets durables. Dans
l'angine granuleuse, l'angine chronique simple existant
même avec rougeur notable de la muqueuse du pharynx,
dans ces maladies liées à la constitution strumeuse ou à la
diathèse herpétique, les inhalations de gaz ont été suivies
de succès ou d'améliorations qui sont pour la médecine
thermale des motifs qui doivent nous engager à insister
sur cette méthode, destinée à ouvrir un nouvel horizon à
la thérapeutique.

Les médecins allemands ont à leur tour appelé l'attention sur l'importance des inhalations de gaz, qui jugent
certaines affections de la muqueuse pharyngienne ou la-
ryngée, qu'assez souvent on confond avec le début de la
phthisie pulmonaire. Ainsi que je l'ai exposé plus haut,
l'emploi du gaz devient un élément de diagnose, attendu
que dans cette circonstance il provoque la résolution de
cet état morbide, ce que ne pourraient opérer les cautéri-
sations répétées, dont on sait l'impuissance surtout chez
les chlorotiques, et si l'on avait affaire à une phthisie tu-

berculeuse, le malade ne pourrait absolument pas supporter les effets physiologiques du gaz.

Les résultats obtenus par l'immersion dans l'acide carbonique ne sont pas moins concluants, surtout lorsqu'il
s'agit d'affections utérines à combattre. Dans l'aménorrhée, la dysménorrhée, les névralgies ayant pour siége
l'utérus ou les ovaires, toutes affections contre lesquelles échouent assez souvent les efforts du praticien, le
traitement qui nous occupe réussit dans la majorité des
cas, s'il n'existe pas de lésion organique squirrheuse ou
cancéreuse, une dégénérescence quelconque, enfin, qui
contre indiquerait alors d'une manière formelle cet agent
thérapeutique, plus capable de hâter dans ce cas l'évolution
morbide.

C'est un médecin allemand qui, le premier, eut l'heureuse idée de recourir aux inhalations vaginales d'acide
carbonique, dans le but de régulariser les fonctions cata-
méniales et faire cesser la dysménorrhée, se fondant,
d'une part, sur la propriété, inhérente à ce gaz, de provoquer assez rapidement la contraction des fibres musculaires lisses, puis sur l'irritation congestive exercée sur
la peau lorsqu'il y est directement appliqué.

On observe, en effet, que les parties génitales se con-
gestionnent vivement dès qu'elles sont soumises à l'influence de cet agent, et c'est de cette façon qu'il est permis de se rendre compte de la rapidité d'action avec
laquelle il opère, puisqu'il a suffi, dans certains cas,
d'une seule séance d'immersion pour déterminer l'éva-
cuation sanguine.

J'ai vu moi-même cet effet obtenu chez une dame à laquelle j'avais ordonné les bains de gaz, pour une autre affection de nature névralgique. Après quelques séances suivies sans interruption, les fonctions menstruelles anticipèrent de huit jours sur l'époque habituelle et prirent même, un instant, le caractère hémorragique, mais sans qu'il en résultât le moindre retentissement sur l'état général. On doit donc, dans cette circonstance, ne pas perdre de vue les propriétés emménagogues du gaz acide carbonique, surtout chez les femmes exposées à des pertes mensuelles, lorsqu'on les soumet aux bains de gaz pour d'autres motifs. Il importe de s'enquérir alors de l'époque de l'apparition des règles et suspendre la médication quelques jours auparavant.

C'est surtout lorsqu'il s'agit d'aménorrhée ou de dysménorrhée placées sous la dépendance d'un état pléthorique que l'immersion est particulièrement utile et souvent suivie d'effets immédiats. J'ai vu aussi ce moyen réussir dans un cas de chlorose confirmée, où les fonctions mensuelles irrégulières, presque insignifiantes, furent régularisées sous cette influence aidée, d'au're part, de la médication thermale et d'un régime reconstituant et tonique.

Dans la névralgie sciatique, qui, le plus souvent, résiste obstinément à tous les agents qu'on lui oppose, le gaz acide carbonique, pris sous forme de bain, opère quelquefois des résultats inattendus. On comprend toute l'efficacité produite dans cette affection, si l'on tient compte de l'action spéciale qu'il exerce sur les centres nerveux, une

sédation manifesté, suivie quelquefois de résolution et
d'anesthésie. Il peut être, dans ce cas, envisagé comme
régularisant les fonctions du système nerveux, dont il
apaise l'excitabilité, l'hyperesthésie.

On a enfin utilisé l'acide carbonique dans certains cas
d'arthrite goutteuse, et si, dans cette maladie, le résultat
n'a pas été aussi satisfaisant qu'on eût pu le désirer, on
n'en n'a pas moins obtenu des modifications favorables,
ce qui est beaucoup déjà, lorsqu'il s'agit d'un état morbide aussi opiniâtre, auquel on ne peut opposer le plus
souvent qu'une médication palliative.

Mais à côté des succès se trouvent les revers. Il s'en
faut, en effet, que le traitement fondé sur les inhalations
et les douches réussisse dans toutes les affections pour
lesquelles on le prescrit. Il reste même souvent impuis-
sant chez un individu, alors qu'il guérit chez un autre atteint de la même maladie. Ces insuccès dépendent d'une
foule de circonstances, soit que le malade n'ait pas la do-
cilité voulue pour se soumettre, pendant un délai déterminé, à la médication, soit qu'il l'interrompe d'une façon
inopportune ou qu'il existe des conditions organiques
particulières, une idiosyncrasie spéciale, qui neutralise
tous les effets physiologiques qu'on peut retirer de cette
méthode dans d'autres conditions.

Malgré quelques insuccès, qui ne sauraient infirmer la
valeur réelle de cette médication, elle mérite d'occuper
une place importante dans la thérapeutique, si nous considérons les heureux résultats obtenus, son innocuité,
son application si facile, dont l'Allemagne a su tirer toute

l'efficaciié possible, et qui, fondée également sur les nombreuses observations recueillies dans certains établissements thermaux de France, est susceptible d'offrir un
nouvel et fécond horizon à la médecine thermale.

SELS MINÉRAUX

EXTRAITS

DES EAUX DE VICHY.

—

Préjugés relatifs à leur administration.

———

Une discussion assez vive s'agitait récemment au sein
de l'Académie de médecine, sur la valeur que l'on devait
accorder dans la pratique médicale aux eaux minérales
artificielles, et la conclusion se résuma par une fin de non-
recevoir formelle, qui fut comme une protestation lancée
contre ces préparations infidèles, ne méritant même pas
la dénomination d'eaux minérales. Origine de nombreux
abus et d'insuccès réels, c'est sur de tels motifs que l'on
réclame à juste titre leur exclusion du Codex ; la France,
d'ailleurs, n'est elle pas assez riche en sources minérales
pour que l'on puisse se dispenser, en médecine, de recourir
à ces formules grossières qui, avec la prétention ridicule de
se substituer aux eaux naturelles, ne font qu'indigérer les
malades auxquels on les prescrit, et dont l'usage ne tarde
pas à produire sur les voies digestives des accidents sérieux ? Les efforts de la chimie trahissent surtout ici
leur impuissance, en cherchant vainement à imiter les
produits émanés du grand laboratoire de la nature, dont

les procédés si parfaits sont seuls appropriés à la délicatesse exquise de nos organes ; d'ailleurs, avec les moyens relativement grossiers qu'elle emploie, elle est loin d'avoir découvert tous les éléments minéralisateurs qui existent dans les eaux naturelles, et chaque jour de nouvelles expériences viennent révéler au chimiste quelques-uns des secrets de la vie organique, qu'il ne soupçonnait pas antérieurement.

Mais si les eaux minérales artificielles ne peuvent pas même nous inspirer la moindre confiance, il n'en est plus ainsi à l'égard des bains préparés avec les sels minéraux provenant des eaux de Vichy, et les moyens utilisés pour leur extraction ont atteint toute la perfection désirable.

La Compagnie concessionnaire a établi pour cette préparation de vastes appareils spéciaux d'évaporation fonctionnant de manière à évaporer 1,400 litres d'eau par heure, donnant chacun 7 grammes de sels cristallisant sous forme d'octaèdres à base rhombe tronqué sur le sommet.

Cette préparation des sels minéraux de Vichy et leurs propriétés thérapeutiques ont été l'objet de discussions assez envenimées par la malveillance ou provoquées par des intérêts personnels, égoïstes, et par suite entachées de la plus étrange partialité. Mais comme ici-bas les meilleures choses ont le pire destin, cette considération nous rassure au sujet de la question qui nous occupe, et nous allons apprécier la valeur des motifs sur lesquels repose notre conviction. Devant un parti pris, nous savons d'ail-

17

leurs combien il est difficile, sinon impossible, de conver-
tir, malgré l'évidence, chacun à son opinion ; nous nous
contenterons d'exposer les faits avec impartialité et d'en
tirer la conclusion rigoureuse qu'ils comportent. En
réfléchissant à cette sorte d'exclusion que certains esprits
prévenus ont voulu imposer aux sels de Vichy, on a vraiment peine à croire que des hommes sérieux, des médecins même, se soient rendus l'écho de semblables puérili-
tés, tout au plus justiciables du ridicule et que la passion
des intérêts malentendus a suscitées.

- Dans les vastes laboratoires établis par la Compagnie
fermière et qui fonctionnent sous la surveillance spéciale
de l'État, l'on extrait des eaux minérales deux sortes de
sels de soude, bien différents; l'un, qui est du bicarbonate de soude, saturé par un excès d'acide carbonique, et
d'une très-grande pureté, sert exclusivement à la fabrication des pastilles, dont le débit est considérable; l'autre,
résultant d'un mode de préparation particulière, est ré-
servé à l'usage des bains. A une époque toute récente, l'un
de nos chimistes les plus distingués, dont on ne saurait
contester la haute autorité, M. Frémy, pendant un séjour
qu'il fit à Vichy, s'occupa d'une manière spéciale de la fabrication des sels et de la disposition des appareils affectés à l'évaporation ; après une étude attentive, il confia à
l'administration, qui s'empressa d'en profiter, ses idées
relatives à l'emploi des eaux-mères et aux produits qui
en résultent après une évaporation à siccité : autrefois
abandonnées, on n'en tirait aucun parti, et l'illustre chimiste, ouvrant ainsi un moyen nouveau et fécond en ap-

plication, eut le mérite de faire comprendre toute la portée qu'il pouvait avoir, surtout pour l'usage exclusif des
bains.

On sait, en effet, que les eaux-mères peuvent être
soumises à l'évaporation successive et fournir par le refroidissement une nouvelle quantité de cristaux qu'on
réunit aux premiers. Enfin les dernières eaux-mères,
dont on ne faisait aucun usage, et qui refusent en apparence de cristalliser, renferment de la soude et des sels à
un état de concentration remarquable ; il convient de les
laisser exposées à l'air, dont elles absorbent l'acide carbonique et peuvent ainsi donner de nouveaux produits.
Or, ce sont précisément ces eaux-mères dont on extrait
aujourd'hui les sels réservés spécialement à l'usage des
bains ; ils se présentent sous l'apparence de masses com-
pactes, amorphes, d'une coloration d'un blanc grisâtre,
ayant un gout lexiviel et terreux, et sont ainsi soumis à
l'action d'un appareil qui les pulvérise, pour être ensuite
renfermés dans des flacons hermétiquement bouchés. Li-
vrés à la consommation, leur emploi exclusif est affecté
aux bains, et, provenant de cette source, ils contiennent
en effet, à peu de chose près, tous les principes contenus
dans les eaux.

Ce mode de préparation, à coup sûr ingénieux, est
sans doute encore inconnu des nombreux détracteurs qui
imputent à l'usage des sels des torts si peufondés, et de
quelques médecins même, qui veulent à tout prix ignorer,
dès que leurs intérêts froissés les y contraignent. Pour
nous, qui avons examiné froidement et sans prévention

ces produits et le mode qui préside à leur extraction,
nous avons tout lieu d'être étonné des reproches qu'on
leur adresse et nous les envisageons comme incapables
d'inspirer la moindre confiance aux praticiens sérieux.

Ou a dit et répété que les sels minéraux naturels de Vichy n'étaient autre chose que du bicarbonate de soude
plus ou moins pur, et un certain petit journal, né d'hier,
ajoute : *semblable à la soude du commerce*. Cette même feuille
amplifie sur ce thème, déclarant plus loin que la solution
aqueuse de ces sels ne serait pas plus comparable à l'eau
de Vichy qu'un mélange d'esprit de vin et d'eau ne res-
semble à du vin. Nous devons ajouter que le *Courrier de
Vichy et Saint-Yorre*, puisqu'il faut qu'on le nomme, ap-
puierait cette opinion de visionnaire sur un prétendu rapport présenté à la Société de pharmacie, par une commission composée de MM. Chatin, Poggiale et Lefort : qu'il
suffise ici de dévoiler les efforts titaniques de ces néo-
phytes pour discréditer un produit qui leur est inconnu,
et faisant grâce au lecteur des reflets irradiés que comporte
une telle érudition, voyons si l'on peut envisager les sels
de Vichy comme du bicarbonate de soude *même inférieur
à celui du commerce.*

Si nous interrogeons la chimie sur ce point, elle nous
apprend que le bicarbonate de soude n'existe point dans la
nature ; qu'on a découvert dans quelques lacs, il est vrai,
un sesquicarbonate, connu sous le nom de *natron*. Ainsi
le seul sel du commerce, le carbonate de soude, qui existe
dans les cendres des végétaux, surtout ceux des bords de
la mer, dans les cendres des varechs que l'on récolte et

que l'on brûle sur les côtes de la Normandie, provenant
d'une semblable source, doit être évidemment mélangé
de plusieurs principes étrangers plus ou moins nuisibles.
Nous savons en outre que ce sel de soude s'obtient aussi
en décomposant à l'aide de la chaleur un mélange de parties égales de sulfate de soude anhydre, de craie et de
deux cinquièmes de charbon pulvérisé. Soumis à l'évaporation, on peut l'obtenir à un degré de pureté plus grand,
et malgré cette opération, que l'on évite souvent, il est
rare qu'après une première cristallisation, ce sel ne con-
tienne pas encore du sulfate de soude, du chlorure de sodium, et d'autres éléments étrangers, délétères même, qui
en font un produit infidèle ; l'on se gardera de le préférer
jamais aux sels minéraux de Vichy, dont la composition
bien définie ne renferme que les substances contenues
dans les eaux.

Pour réfuter l'opinion précédente il suffit des mêmes
arguments qui semblent l'appuyer; car M. J. Lefort, dont
on invoque si étrangement l'autorité, pour le mettre,
sans qu'il s'en doute, en contradiction avec lui-même
est le chimiste qui a procédé à l'analyse de ces sels.
Il les a trouvés composés : de bicarbonate de soude et de
magnésie, de sulfate de soude et de chaux, de chlorure de
sodium, de silicate de soude et d'oxyde de fer : ajoutons
que cette analyse date déjà de quelques années, et que la
même opération n'a pas été répétée sur les sels exclusivement réservés à l'usage des bains, et préparés d'après
le mode indiqué avec tant de précision par M. Frémy. On
y trouverait à coup sûr un résumé plus complet des dif-

17*

férents principes qui minéralisent les eaux de Vichy, et
en particulier de l'arséniate de soude, dont déjà j'ai eu à
m'entretenir, pour démontrer son existence dans ces sels.

D'ailleurs notre confrère M. le docteur Barthez, dont on
ne saurait suspecter l'impartialité, et qui s'est livré à des
études spéciales sur ce point, s'exprime à cet égard d'une
façon fort explicite : « Les sels minéraux de Vichy, dit-il,
ne sauraient être compris dans cette sorte de proscription
lancée contre les eaux artificielles destinées à suppléer
aux eaux naturelles, pour l'usage interne. Ils constituent
des médicaments précieux soit pour les personnes que
leurs occupations, leurs infirmités ou la distance tiennent
éloignées de nos thermes, soit pour celles qui, la saison
expirée, veulent continuer chez elles un traitement prescrit par le médecin traitant. Les bains préparés à l'aide de
ces sels, extraits des eaux minérales, ne sont pas, à proprement parler, des bains artificiels alors qu'ils renferment
en solution les sels naturels extraits des sources même. »

« On s'est contenté assez longtemps, ajoute-t-il, de ven-
« dre sous le nom de sels de Vichy le bicarbonate de
« soude saturé d'un excès d'acide par le gaz qui provient
« des eaux, ou même celui *du commerce, souvent mélangé*
« *de sels étrangers plus ou moins nuisibles.* » Pour répondre aux réclamations incessantes des médecins et des malades, la Compagnie concessionnaire de l'État a établi à
grands frais de vastes appareils, qui, fonctionnant sous la
surveillance même d'un pharmacien préposé à cet effet,
répondent à toutes les exigences, en même temps qu'ils
réalisent un progrès si désirable pour les intérêts mêmes

des personnes dont la maladie, sans être radicalement guérie, exige une continuation du traitement interrompu.

Nous lisons ailleurs, dans une brochure destinée à guider utilement le malade, et qui se targue d'une certaine érudition..... surannée, que l'on ne *doit voir* dars les sels naturels de Vichy autre chose que du bicarbonate de soude très-pur et parfaitement préparé. A juger du mérite de l'auteur par les nombreux titres qui décorent le fronton de son livre, nous devons en conclure que si le titre, à l'instar du style, ne fait pas l'homme, du moins il le pare, mais nous pouvons ajouter que cette parure ne nous dit rien qui vaille, et que titre, position, noblesse obligent également..... à voir en particulier, dans les choses qui touchent à la médecine thermale, ce que la science y a constaté ; — quel que soit d'ailleurs le degré de myopie dont on soit affecté.

Nous conseillerons donc à l'auteur de s'approcher de plus près..... *pour voir* dans les sels minéraux de Vichy ce que des personnes plus compétentes y ont vu et démontré, M. Lefort d'abord, et M. Frémy ensuite ; puis nous fondant sur l'analyse, malgré tout le respect confraternel que nous devons à son *Guide* ou *Manuel*, nous ferons jouer aux bains minéralisés par ces sels un tout autre rôle que celui qu'il prétend leur assigner, croyant, contrairement à son opinion, que notre devoir est de préconiser ce qu'il juge mal à propos de considérer comme ridicule, voire même comme coupable.

Nous avons suffisamment développé les motifs assez concluants sur lesquels nous établissons notre manière de voir, qui a tout le caractère d'une conviction arrêtée et qui, d'ailleurs, est partagée par quelques-uns de nos confrères, entre autres M. le docteur Barthez, dont la grande expérience à cet égard ne saurait inspirer le moindre doute.

L'auteur de cette même brochure se demande si l'arsenic contenu dans les eaux de Vichy ne serait pas susceptible de s'évaporer, en même temps que l'acide carbonique. Nous nous sommes déjà expliqué sur ce point et nous avons démontré qu'il devait exister encore une très-notable quantité de sel arsenical, après l'ébullition du liquide. Il ne faut pas perdre de vue, en effet, qu'il ne s'agit ici que de l'existence de l'arséniate de soude, à l'état neutre, et non de l'acide arsénieux, comme on semble le croire, et qui tous les deux se comportent différemment, soumis à l'ébullition ; ce dernier, en effet, est volatil, s'échappe de la liqueur où il est en solution, sous l'influence de la chaleur, mais celle-ci en retient néanmoins une quantité fort appréciable. Ainsi 100 parties d'eau, à la température ordinaire, dissolvent 0.96 d'acide arsénieux vitreux, transparent, et à l'ébullition 9.68. La liqueur refroidie en retient 1.78. Mais en est-il de même à l'égard de l'arséniate de soude neutre, le seul que nous ayons à envisager? Assurément non ; l'un, acide arsénieux, est volatil, l'autre ne l'est pas : le dernier cristallise en prismes hexagonaux réguliers, tandis que l'autre cristallise très-difficilement; l'acide arsénique même, très-déliquescent, très-avide d'eau, est presque incristallisable.

Il reste donc dans les sels minéraux une quantité du sel

arsénical suffisante pour produire des effets bien différents de ceux qui pourraient être obtenus avec le carbonate de soude du commerce, et il est au moins étrange
de supposer que ce principe s'évapore des eaux en même
temps que l'acide carbonique. Il importe donc de ne pas
laisser ainsi gratuitement s'accréditer sur les sels minéraux de Vichy des préjugés qui, sans avoir le moindre fondement, ont le tort d'aboutir à ce résultat, de priver la
médecine et les malades d'une ressource incontestable-
ment précieuse, lorsqu'il s'agit de compléter un traitement
thermal, qui n'a pu être continué assez longtemps aux
thermes même, pour des motifs qu'il est inutile d'envisager. Une dernière objection opposée à l'usage thérapeutique des sels et qui est également formulée dans cette
brochure nous ramène à une question d'un haut intérêt,
et que nous allons développer immédiatement.

LES

EAUX-MÈRES

PROVENANT

DES EAUX DE VICHY

ET

LES AVANTAGES QUI PEUVENT RÉSULTER DE LEUR EMPLOI
EN MÉDECINE.

———

Si notre siècle reçoit jamais une dénomination dans la science médicale, on devra l'appeler le *siècle des fantaisies*, où chacun, en Erostrate travesti, s'efforce de ruiner ce qu'un autre mieux inspiré a su consacrer dans une découverte utile ou féconde, dont les résultats sont aveuglément démentis pour des motifs souvent inavouables. Quel nom, en effet, imposer à cette mobilité d'esprit qui nous anime, dont l'intérêt égoïste est fréquemment l'unique cause et qui témoigne à son tour des aberrations où peut nous jeter le goût des excentricités? Nous venons d'en citer un exemple dans cette polémique si peu fondée qu'on a dirigée contre l'usage thérapeutique des sels minéraux de Vichy. Cette tendance de notre époque n'est-elle pas un indice de la lassitude que provoque parfois l'aridité des investigations laborieuses et méthodiques, dont on s'affranchit si légèrement pour l'unique satisfaction de

déblatérer? Peut-être ne serait-ce autre chose qu'une ré-
création futile qui aboutit à ce triste résultat, de tirer des
coups de fusil en l'air dans l'intention exclusive de faire
du bruit...?

Il est permis dans le monde actuel de dire d'une chose
utile en elle-même tout ce qu'on veut, excepté le bien
qu'on en pense. La critique trouve volontiers crédit,
quand elle est ironique et malveillante; mais elle devient
suspecte dès qu'elle s'adoucit. La rigueur passe pour de
l'impartialité; l'applaudissement ne semble jamais désin-
téressé et a toujours un air de réclame ; ainsi en a-t-il été
à l'égard de cette question relative aux sels naturels, où
l'aveuglement n'a su voir qu'un seul et unique principe
là où l'analyse avait démontré l'existence à peu près
complète des éléments minéraux constituant les eaux de
Vichy.

L'auteur de l'ouvrage que déjà nous avons cité se demande si, pendant la cristallisation, tout ce qui n'est plus
saturé par le gaz acide carbonique ne resterait pas forcé-
ment dans l'eau-mère. Nous sommes heureux de pouvoir
répondre à cette interrogation, au moins naïve, et qui a
l'*inconvénient* de ruiner, à notre avis, tous les arguments
élevés contre les propriétés médicales des sels minéraux.
Nous avons exposé quelques documents sur ce point et
nous nous répéterons en confirmant que c'est précisément des eaux-mères, ce que l'auteur veut ignorer sans
doute, que l'on extrait aujourd'hui les sels de Vichy, d'a-
près les indications si précises fournies par M. Frémy.
N'est-ce pas alors le résultat d'une obstination singulière

que de persister encore à ne voir dans les produits salins
provenant des eaux, que du bicarbonate de soude plus ou
moins pur, ou même, autre énormité, *inférieur au sel du
commerce.....?*

Nous n'insisterons pas davantage sur cette question,
désormais résolue par les exagérations mêmes des individus intéressés à une opposition dont le temps et l'expérience ont fait justice, et nous passerons à l'étude relative aux eaux-mères. dont on nous fournit le prétexte si
à propos.

En réfléchissant mûrement à la composition de ces
eaux, aux résultats si avantageux qu'on a su en tirer en
Allemagne, où elles sont à si juste titre accréditées, bien
qu'il ne s'agisse ici que des eaux salines chlorurées, nous
avons néanmoins pensé que l'on pourrait utiliser avec
succès les eaux mères résultant de l'évaporation des eaux
alcalines de Vichy, et nous en avons signalé l'exploitation
à la Compagnie concessionnaire, en insistant sur les ressources qu'elle pourrait offrir à la médecine. Nous voyons,
en effet, dans l'emploi thérapeutique des eaux-mères une
voie nouvelle, qui sera sans doute l'origine d'un avenir
fécond dont l'administration envisagera assurément toute
la portée, parce qu'il semble répondre à ces *desiderata*, en
quelque sorte, que soulèvent les sels minéraux, et que, de
plus, il offre toutes les conditions d'une large et facile
exploitation.

Nous ne voyons plus alors les objections que l'on pourrait formuler contre un tel moyen utilisé pour minéraliser les bains ou les rendre plus actifs, particulièrement

dans les pays éloignés des thermes. Ces eaux-mères provenant de l'eau minérale condensée par la vaporisation,
et tirées des cristallisoirs où elle s'est refroidie, renferment évidemment à un degré notable de concentration
tous les principes minéraux, le gaz excepté, contenus
dans l'eau primitive. Nous regrettons de ne pouvoir ici en
exposer l'analyse, qui n'a pas, que je sache, été faite
d'une manière définitive et complète, mais que l'administration fera prochainement exécuter, avec tout l'intérêt
qui se rattache à cette question importante. L'on sait
néanmoins toute la faveur dont jouit en Allemagne cette
médication fondée sur l'emploi des eaux-mères, provenant,
il est vrai, d'eaux minérales bien différentes : je veux parler des eaux salines chlorurées sodiques, dont l'exploitation dans ce sens s'opère en ce pays sur une grande
échelle.

Personne n'ignore, en effet, que les eaux - mères
des salines possèdent à un haut degré toutes les propriétés des eaux chlorurées qu'elles représentent à l'état de
concentration ; en serait-il autrement à l'égard des eaux
bicarbonatées sodiques de Vichy ? Nous ne voyons pas
jusqu'ici quels pourraient être les motifs sérieux à invoquer contre cette analogie, que l'analyse viendra inévitablement confirmer ; en attendant l'on a apprécié la densité de ces eaux-mères, avec l'aréomètre ou pèse-sel, et
le degré accusé par l'instrument est de nature à inspirer
déjà une certaine confiance. Il résulte, en effet, de cette
expérience que par litre les eaux-mères, telles qu'elles
émanent des cristallisoirs, renfermeraient 220 grammes

de principes minéraux combinés, dose qui, en vertu de cet état particulier de concentration, suffirait à peu près pour minéraliser un bain.

Cette circonstance nous permet déjà d'entrevoir le parti avantageux que l'on pourrait retirer de ce produit, qui mérite à tous égards d'être pris en considération, et dont on peut certainement obtenir des résultats heureux en thérapeutique. Voyons, en effet, ce qui se passe à cet endroit chez nos voisins d'outre-Rhin. On n'ignore point que c'est aux médecins allemands qu'on doit l'emploi des eaux-mères dans le traitement hydro-minéral, et que M. Lebert, le premier, osa administrer celles-ci à l'intérieur; mais on dut bientôt y renoncer, attendu les effets trop énergiques qui s'ensuivirent. Les eaux-mères telles qu'on les utilise en Allemagne sont des médicaments d'une énergie rare, et par suite exigent une attentive surveillance; elles sont donc, sous ce point de vue, peu comparables à celles dont nous nous occupons; elles offrent une consistance presque sirupeuse, une coloration brune-jaunâtre, une saveur caustique d'un goût extrêmement salé. C'est tantôt le chlorure de sodium, ou le chlorure de calcium, ou même le chlorure de magnésium, qui domine dans ces eaux, et à des doses élevées : tous agents d'une énergie considérable et qui ne peuvent être employés qu'à doses modérées.

A Kissingen, Nauheim, Kreuznach et Hombourg, où cette médication est surtout en honneur, et suivie d'effets spéciaux, héroïques chez les constitutions strumeuses, où elles portent une atteinte directe à la diathèse, on ouvre

le traitement par les bains d'eau minérale ordinaire, pour
en arriver progressivement à l'emploi des eaux-mères; —
on les prescrit à la dose de plusieurs litres, 10, 15 et quelquefois plus, pour 350 litres d'eau normale, et si l'on considère les doses énormes de principes minéraux si énergiques que renferment ces eaux-mères, on s'explique
difficilement comment les malades peuvent les supporter
à un tel degré; on est bien obligé, sur ce point, de s'en
rapporter à l'empirisme, cette arche sainte à laquelle on
ne saurait toucher pour en tirer même une explication
rationnelle. Qu'il suffise, en effet, de constater que des
sels bromo-iodurés ou potassiques, dont on sait toute
l'énergie d'action, existent quelquefois dans ces eaux-
mères à la dose énorme de 6 et 7 grammes par litres; —
comme celles de Nauheim, contenant 6 grammes de bro-
mure de magnésium; celles de Kreuznach, 8,7 de bro-
mure de sodium

On comprend que de ces précédents relatifs à la médication usitée en Allemagne, et qui est à peu près inconnue en France, nous ne voulons pas tirer des inductions
analogues en égard à l'emploi thérapeutique des eaux-
mères résultant de l'évaporation des eaux alcalines de
Vichy, dont les principes minéraux sont si différents.
Nous cherchons seulement à constater que là où la médication alcaline est indiquée, l'on pourrait trouver dans
l'application des eaux-mères un moyen succédané peut-
être plus énergique encore que l'emploi des sels minéraux, et que celles-ci pourraient même être un utile adjuvant, étant administré concurremment avec ces derniers.

pour donner aux bains une efficacité plus active et plus complète.

Cette médication nouvelle, que nous recommandons parce qu'elle est, à notre avis, appelée à de légitimes succès, surtout dans les pays éloignés de nos thermes, peut être envisagée comme une conséquence directe, une extension du traitement hydro-minéral; on peut effectivement lui reconnaître les propriétés médicales attribuées à toutes les eaux-mères, en ce sens que celles-ci, à l'état de concentration, représentent les eaux minérales employées à leur préparation. Nous ne voyons pas que l'absence de l'acide carbonique renfermé en si notable quantité dans les eaux de Vichy, et dont les eaux-mères sont totalement privées, soit un motif sérieux à invoquer contre l'efficacité de ces dernières. On sait d'ailleurs que dans certains établissements allemands, à Kissingen, par exemple, où ce genre de traitement est très en faveur, les eaux minérales renferment de l'acide carbonique en plus forte proportion que celles de Vichy ; ensuite n'avons nous pas suffisamment exposé que les sels minéraux, réservés à l'usage exclusif des bains, étant extraits des eaux-mères évaporées à siccité, contiennent à très-peu de chose près les principes minéralisateurs que l'analyse constate dans les eaux naturelles ? Ces mêmes éléments doivent donc à *fortiori* se rencontrer dans les eaux-mères, et sans doute sous un état particulier plus favorable encore au succès de la médication prescrite, si l'on tient compte du degré de concentration obtenu. Déjà nous avons fait observer que, soumises à l'aréomètre ou pèse-

els. ce degré accusait 220 grammes de principes minéraux en solution par litre d'eau refroidie provenant des
cristallisoirs.

Fondé sur ces considérations, nous pouvons donc actuellement envisager les eaux-mères provenant des eaux
alcalines de Vichy comme un agent utile, exempt de danger, d'un emploi facile, qui peut être d'un concours avantageux, soit administré seul, soit concurremment avec les
sels naturels, pour minéraliser les bains. Ce qui se passe
en Allemagne, où ce genre de traitement est si répandu,
est, à certains égards, susceptible d'inspirer quelque confiance, malgré le caractère bien différent des eaux minérales. Nous persistons à croire que ce nouveau mode
d'emploi des eaux alcalines mérite de fixer l'attention des
médecins et de l'administration thermale; ne pouvant ici
que signaler les avantages que pourrait offrir l'exploitation de ces eaux, nous avons du moins la pensée que
l'avenir ne tardera pas à donner à cet agent thérapeutique
la double sanction de l'expérience et de la pratique.

RÉFLEXIONS

SUR

LES EAUX MINÉRALES DE VICHY

ET

LE MODE D'EMPLOI QU'ELLES COMPORTENT.

En terminant ici cette étude, relative à quelques-unes des maladies les plus graves qui sévissent dans les différentes contrées de l'Orient et dont j'ai pu moi-même apprécier le caractère dominant, nous pensons que ce travail, tout superficiel qu'il paraisse, sera néanmoins de quelque utilité, et pourra donner une idée assez précise sur les propriétés médicales des eaux de Vichy dans la plupart des maladies chroniques, contre lesquelles échouent assez souvent les efforts du praticien. Il ne nous reste plus qu'à présenter quelques considérations générales sur la médication hydro-minérale, et le rang élevé qu'elle occupe en thérapeutique.

Ce qui donne surtout une haute importance aux établissements thermaux, c'est qu'ils sont en quelque sorte le centre où aboutissent presque toutes ces affections *chroniques* où l'art a trahi son impuissance et épuisé ses ressources, vaste champ ouvert à l'observation et approprié aux plus fécondes découvertes, susceptibles d'imprimer de nouveaux progrès et dissiper tant d'obscurités sur ce point litigieux encore de la pathologie.

La thérapeutique des eaux minérales, nous dégageant de ce système étroit, restreint, qui tend à localiser toutes les maladies, nous ramène à notre insu aux conceptions élevées que comporte cette belle doctrine des éléments morbides, nous faisant envisager sous un horizon plus large la science médicale et la question du traitement en général ; elle embrasse effectivement l'économie tout entière, pour atteindre plus tard l'organe malade ; fidèle à cet adage hippocratique : *Quo natura vergit, eo ducendum*, toujours en vue de l'élément spécial, un, immuable et persistant, qui est le fond de la maladie.

La nature même, en effet, ne nous donne-t elle pas, avec ses richesses minérales, les plus précieuses indications pour en disposer au bénéfice des malades? et tout observateur attentif, en les appliquant, peut y trouver la solution de bien des problèmes en pathologie et la raison de beaucoup d'insuccès qui frappent certaines autres médications.

En thèse générale, toute maladie, envisagée au point de vue de l'école vitaliste soulève une double question qui correspond à deux ordres de phénomènes : les uns, organiques ou matériels, dont la cause réside dans les solides ou les liquides physiologiquement altérés ; les autres, dynamiques ou vitaux, ensevelis dans les profondeurs de l'organisation et que l'intelligence seule vérifie ; c'est précisément sur ces derniers que se résume d'abord la médication hydro-minérale, et ce qui constitue sa supériorité réelle sur les autres méthodes de traitement, souvent impuissantes lorsqu'elles sont appliquées aux maladies chroniques.

La théorie chimique, à une autre époque, si en honneur à Vichy, a été ruinée même par la médication fondée sur les eaux minérales alcalines, dont celle-ci a trahi les insuccès faute d'une interprétation plus rationnelle et mieux fondée sur les phénomènes dynamiques qui se manifestent dans l'économie malade. Elle a succombé dans cette lutte ouverte contre les éléments constituant la nature même de l'organisme, et avec elle les efforts des chimistes en général, qui prétendent tout expliquer à l'amphithéâtre et par leurs procédés de laboratoire.

C'est elle qui a donné cours dans la science à ces prétendues médications dites fluidifiantes, désobstruantes, antiplastiques ; à ces théories fondées sur la défibrination sanguine, l'alcalisation, la cachexie alcaline et tant d'autres préjugés aujourd'hui sans consistance, qui ont sans doute contribué à nous ramener dans une voie plus féconde et plus normale, pour l'administration des eaux de Vichy en particulier.

Comme eaux minérales alcalines les plus riches en principes minéralisateurs, elles ne doivent être administrées qu'à faibles doses au début, par quart de verre ou des demi-verres, suivant la tolérance, en augmentant progressivement jusqu'à 4, 6 ou 8 verres, limite qu'on ne doit pas dépasser. Il n'est que de rares exceptions dans lesquelles on puisse se permettre une dose plus élevée, particulièrement dans ces maladies invétérées de la peau, comme l'éléphantiasis, l'icthyose, la gravelle urique, lorsqu'elle ne dépend pas de la goutte, les affections calculeuses; mais toujours le médecin doit alors en surveiller attentivement les effets et les interrompre aussitôt qu'il survient quelques troubles du côté des voies digestives ou de la circulation générale.

L'eau minérale appliquée extérieurement, et je parle ici de l'usage des bains, sera continuée jusqu'à ce qu'il survienne des phénomènes qui pourront attester, non pas la saturation, mot vide de sens dans l'acception qu'on lui donne, mais bien l'excès, la satiété qui se manifeste par de la fatigue, quelques douleurs musculaires, de la courbature, un léger mouvement fébrile.

Au début du traitement, les malades éprouvent souvent quelques symptômes de malaise général, de la faiblesse, de l'inappétence même, de l'insomnie, qui ne doivent leur inspirer aucune inquiétude, et qui sont loin d'être une contre-indication, car ils résultent de ce phénomène, commun à tant d'autres eaux minérales, l'excitation, qui atteste simplement le travail ou l'action physiologique des eaux sur l'économie malade, indice plutôt favorable et qui ne doit pas entraver le traitement. Ce n'est que dans le cas où ces signes se produisent à une époque plus avancée qu'il importe seulement d'en tenir compte.

On doit alors suspendre la médication, et quelques jours de repos suffiront pour revenir ou insister encore sur l'emploi de l'eau minérale, soit à l'intérieur, soit en bains.

C'est là le précepte unique qui doit guider le praticien dans l'application du traitement.

Il n'est pas inutile de rappeler ici que les malades s'exposent souvent à dépasser le but qu'ils doivent atteindre en absorbant de trop grandes quantités d'eau. Toujours enclins à l'excès, ils s'imaginent se débarrasser plus vite de l'affection qui les tourmente par ce système de boire à outrance trop naïvement adopté, mus par ce principe que, si les eaux alcalines sont favorables, on n'en saurait trop prendre. Des congestions actives vers la tête ou les autres organes splanchniques, ou des accidents sérieux, ne tardent pas à les convaincre de leur aveuglement.

C'est d'ailleurs un fait reconnu que les eaux agissent avec plus d'efficacité à doses faibles, en rendant ainsi plus intime l'absorption des divers principes minéraux qu'une plus grande quantité entrave ou annihile. Elles sont alors prises en pure perte, attendu que l'économie, vu leur légèreté, ne tarde pas à se débarrasser de l'excès qui la surcharge, sans profit, au contraire, pour le malade ou la maladie.

Lorsque l'estomac se trouve dans l'état de vacuité, leurs eaux jouissent alors de toute leur puissance, et si, dans certaines affections comme la gravelle, la goutte, il importe de donner aux urines la réaction alcaline, on ne doit pas oublier que l'eau de Vichy, absorbée à trop forte dose, loin de rendre les urines alcalines, accroît au contraire la prédominance d'acide urique ; les urines s'acidifient davantage et la maladie peut s'aggraver. En dernière

analyse, les eaux alcalines de Vichy constituent un véritable *médicament* qui nécessite toute la prudence et l'opportunité qui doivent présider à son administration,
sous peine de s'exposer aux insuccès les plus graves
dans leurs suites.

S'il s'agit de malades que leur position ou l'éloignement
empêchent de se transporter à Vichy, la médication
hydro-minérale, sans avoir les mêmes effets physiologiques, pourra néanmoins être d'un très-utile concours
dans les différentes affections dont nous avons tracé le
tableau dans cette étude. Le médecin, dans ce cas, doit
insister particulièrement sur les eaux provenant des
sources minérales froides, riches surtout en gaz acide
carbonique.

Vichy en compte quatre : la source de Saint-Yorre,
d'Hauterive, des Dames et des Célestins. Les quatre autres
sont des sources thermales : celles de la Grande-Grille,
de l'Hôpital, du Puits-Carré, du Puits-Chomel. Comme
sources alcalines ferrugineuses, celles du Puits-Lardy et
d'Hauterive; comme sources alcalines sulfureuses, celles
du Parc, du Puits-Chomel, du Puits-Carré et la source
Lucas.

Il existe en outre, à proximité de Vichy, la source
intermittente de Vaisse, dont les eaux sulfureuses se
distinguent par une saveur bitumineuse très-prononcée.

De toutes ces sources, celle d'Hauterive est la plus riche
en acide carbonique, puis celle de Saint-Yorre, des Célestins, enfin la source des Dames, dont les différentes
eaux supportent le mieux le transport sans perdre leurs

propriétés et leur richesse minérale. On insistera donc de préférence sur leur administration..

Les bains artificiels minéralisés par les sels de Vichy pourront, à leur tour, venir utilement en aide à la médication et en seconder activement les suites.

Nous considérons en effet les sels de Vichy, ainsi que nous l'avons exposé au début de cette étude, comme bien supérieurs aux sels de soude du commerce, que l'on emploie pour la préparation des bains alcalins. Sans émettre ici la ridicule prétention de croire que ces bains artificiels peuvent être les équivalents de ceux préparés avec l'eau minérale naturelle, nous pensons du moins qu'ils participent de quelques-unes de leurs propriétés, retenant en effet dans le résidu résultant de l'évaporation à chaud la majeure partie des principes minéralisateurs que renferment ces eaux, l'acide carbonique excepté. Pourquoi donc, ainsi qu'on l'a prétendu à tort, s'imaginer que certains principes, comme l'arsenic, à l'état d'arséniate de soude, et le fer, sont susceptibles de s'évaporer en même temps que l'acide carbonique ? c'est là une opinion gratuite, que nous ne saurions partager, nous l'avons exposé déjà, et qu'une analyse plus complète de ces sels dissipera sans doute.

La chimie, en effet, et nous ne faisons qu'insister ici sur ce que nous avons développé ailleurs, nous apprend que si l'acide arsénieux, en solution dans l'eau traitée par l'ébullition, s'échappe, en partie du moins, la liqueur refroidie en contient encore une certaine quantité. Ainsi, sur 11.47 centigrammes de cet acide en solution, portée à 100°, le refroidissement du liquide atteste encore l'existence de 2.9. Il y a, en effet, une perte notable ; mais il en reste du moins une certaine proportion. En est-il de même, dans tous les cas, de l'arséniate de soude, à l'état neutre dans les eaux minérales de Vichy, lequel cristallise sous forme de prismes à hexagones réguliers? Tout porte à croire que les autres principes minéralisateurs existent associés les uns aux autres, après l'opération terminée, et qu'on aurait tort de considérer ces sels comme constitués presque exclusivement par du bicarbonate de soude. Les plus simples notions de chimie suffisent pour détruire ce préjugé.

Les bains alcalins minéralisés artificiellement seront donc d'une efficacité relative incontestable. On emploiera des solutions contenant d'abord 250 à 300 grammes de sels ; puis, suivant les effets obtenus et les indications, on pourra en élever la dose à 500 grammes, sans aller au delà, à moins de circonstances exceptionnelles. On peut incorporer à ces bains des substances gélatineuses ou de l'amidon, dans certains cas d'affections invétérées de la peau, pour rendre plus rapidement à cet organe son élasticité et sa souplesse normales.

N'oublions pas de rappeler en terminant que c'est moins en considération de la maladie, de tel organe malade, qu'au point de vue de l'état organique général, de l'ensemble de l'économie affectée, point important surtout à envisager, qu'il convient de puiser l'indication ou la contre-indication des eaux minérales alcalines de Vichy. C'est surtout lorsqu'on aura à remédier à un état

19

de cachexie profonde, entraînant le trouble fonctionnel de tous les systèmes de l'organisation, sans lésion organique sérieuse, et ces sortes d'affections sont assez multipliées dans certaines régions de l'Orient, c'est alors, dis-je, que nos eaux minérales produiront surtout les résultats vraiment efficaces ; mais de ce que le praticien dispose d'un moyen thérapeutique aussi puissant à opposer à la chronicité, il ne s'ensuit pas qu'il doive le prescrire à l'exclusion de tout autre moyen rationnel, qui peut utilement venir en aide à la médication minérale alcaline. Celle-ci n'a quelquefois qu'une action restreinte dans de certaines limites, surtout lorsqu'elle est prescrite en dehors et loin de sa source. Elle doit donc être secondée par le traitement que comportent aussi les différentes affections, traitement qui, frappé d'impuissance lorsqu'il est exclusivement appliqué, témoignera dès lors d'une efficacité insolite, secondé par la médication hydro-minérale de Vichy.

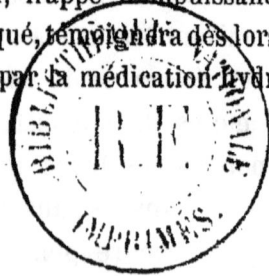

TABLEAU GÉNÉRAL donnant la composition de plusieurs sources de Vichy, établie pour un poids de 1,000 grammes de liquide (1 litre).

PRINCIPES MINÉRALISATEURS.	PAR M. O. HENRY EN 1850.			PAR M. BOUQUET EN 1852.			
	Grande-Grille	Du Parc.	Lardy.	De l'Hôpital.	Des Célestins.	Lucas.	De Mesdames.
				gr.	gr.	gr.	gr.
Acide carbonique libre..........	0.231 lit.	0.272 lit.	0.501 lit.	1.067	1.049	1.751	1.908
Bicarbonates anhydres....... de soude......	4.900 gr.	4.840 gr.	4.137 gr.	5.029	5.103	5.400	4.016
de potasse.....	indices.	indices.	indices.	0.440	0.315	0.282	0.189
de chaux......	0.107	0.094	0.277	0.570	0.434	0.545	0.604
de magnésie...	0.065	0.057	0.210	0.200	0.328	0.275	0.425
de strontiane..	traces.	traces.	traces.	0.005	0.005	0.005	0.003
de lithine......	id.	id.	id.	»	»	»	»
Sulfates anhydres de soude......	0.469	0.410	0.170	0.291	0.291	0.291	0.250
de potase......	0.020	0.004	0.020	»	»	»	»
Chlorures de sodium...........	0.538	0.500	0.358	»	0.534	0.518	0.355
de potassium	0.004	0.003	0.022	0.518	»	»	»
Iodure... Brômure.. alcalins	sensibles.	sensibles.	sensibles.	»	»	»	»
Phosphate de soude?............	?	?	?	0.046	0.091	0.070	0.003
Nitrate ?.....................	?	?	?	»	»	»	»
Silicate .. de soude ou silice	0.400	0.340	0.120	0.050	0.060	0.050	0.032
d'alumine............	0.230	0.233	inapprécié.	»	»	»	»
Fer et manganèse..............	0.001	0.001	0.001	0.004	0.004	0.004	0.026
Matière organique	indices.	indices.	indices.	traces.	traces.	traces.	traces.
Borate de soude	»	»	»	traces.	traces.	traces.	traces.
Arséniate de soude............	»	»	»	0.002	0.022	0.002	0.003
Substances fixes...............	6.734	6.482	5.315	8.222	8.244	8.797	7.811

TABLEAU comprenant les quantités des divers composés salins, hypotétiquement attribués à litre de chacune des eaux minérales du bassin de Vichy.

DÉSIGNATION DES LOCALITÉS — Dénomination DES SOURCES	VICHY						VICHY			VAISSE	HAUTE-RIVE	SAINT-YORRE	ROUTE de CUSSET	CUSSET		
	GRANDE-GRILLE	PUITS CHOMEL	PUITS CARRÉ	LUCAS	HÔPITAL	CÉLESTINS	NOUVELLE SOURCE DES CÉLESTINS	PUITS LARDESSON	PUITS DE L'ENCLOS DES CÉLESTINS	PUITS de VAISSE	PUITS D'HAUTERIVE	SOURCE DE SAINT-YORRE	PUITS DE MESDAMES	PUITS DE L'ABATTOIR	PUITS DE SAINTE-MARIE	PUITS ÉLISABETH
Acide carbonique libre	0,908	0,768	0,876	1,751	1,067	1,049	1,299	1,555	1,750	1,568	2,153	1,333	1,908	1,405	1,642	1,770
Bicarbonate de soude	4,353	5,091	4,893	5,004	5,029	5,103	4,101	4,857	4,910	3,537	4,087	4,881	4,016	5,130	4,733	4,837
» de potasse	0,351	0,371	0,378	0,282	0,440	0,315	0,231	0,293	0,527	0,222	0,189	0,233	0,180	0,274	0,262	0,253
» de magnésie	0,303	0,388	0,335	0,275	0,200	0,328	0,551	0,213	0,238	0,3?2	0,501	0,479	0,425	0,532	0,453	0,400
» de strontiane	0,303	0,003	0,003	0,005	0,005	0,005	0,005	0,005	0,005	0,005	0,003	0,005	0,003	0,005	0,003	0,003
» de chaux	0,134	0,427	0,421	0,345	0,370	0,462	0,699	0,614	0,710	0,601	0,432	0,514	0,604	0,725	0,693	0,707
» de protoxyde de fer	0,004	0,004	0,004	0,004	0,004	0,004	0,044	0,004	0,028	0,004	0,017	0,010	0,026	0,040	0,053	0,022
» de protoxyde de manganèse	traces	traces	traces	traces	traces	traces	traces	traces	traces	traces	traces	traces	traces	traces	traces	traces
Sulfate de soude	0,291	0,291	0,291	0,291	0,291	0,291	0,314	0,314	0,314	0,243	0,291	0,271	0,250	0,291	0,340	0,340
Phosphate de soude	0,130	0,070	0,028	0,070	0,046	0,021	traces	0,140	0,081	0,163	0,046	traces	traces	traces	traces	traces
Arséniate de soude	0,002	0,002	0,002	0,002	0,002	0,002	0,003	0,002	0,003	0,002	0,002	0,002	0,003	0,003	0,003	0,003
Borate de soude	traces	traces	traces	traces	traces	traces	traces	traces	traces	traces	traces	traces	traces	traces	traces	traces
Chlorure de sodium	0,534	0,534	0,534	0,513	0,513	0,534	0,550	0,550	0,534	0,508	0,534	0,818	0,325	0,534	0,453	0,463
Silice	0,070	0,070	0,066	0,050	0,050	0,060	0,065	0,055	0,063	0,041	0,071	0,052	0,032	0,032	0,023	0,034
Matière organique bitumineuse	traces	traces	traces	traces	traces	traces	traces	traces	traces	traces	traces	traces	traces	traces	traces	traces
Totaux	7,914	7,959	7,833	8,797	8,222	8,244	7,865	8,601	9,165	7,755	8,956	8,298	7,811	8,971	8,069	8,697

(1) Ces tableaux sont empruntés au remarquable travail que M. Bouquet a adressé à l'Académie des sciences, sur la *Composition chimique des eaux de Vichy*.

TABLEAU comprenant les proportions des divers principes
minérales du

DÉSIGNATION DES LOCALITÉS	VICHY.					
Dénomination DES SOURCES.	GRANDE-GRILLE	PUITS CHOMEL.	PUITS CARRÉ.	LUCAS.	HÔPITAL.	CÉLESTINS.
Acide carbonique	4,418	4,429	4,418	5,343	4,710	4,705
» sulfurique	0,164	0,164	0,164	0,164	0,164	0,164
» phosphorique	0,070	0,038	0,015	0,038	0,025	0,050
» arsénique	0,001	0,001	0,001	0,001	0,001	0,001
» borique	traces.	traces.	traces.	traces.	traces.	traces.
» chlorhydrique	0,334	0,334	0,334	0,324	0,324	0,334
Silice	0,070	0,070	0,068	0,050	0,050	0,090
Protoxyde de fer	0,002	0,002	0,002	0,002	0,002	0,002
Protoxyde de manganèse	traces.	traces.	traces.	traces.	traces.	traces.
Chaux	0,169	0,166	0,164	0,212	0,222	0,180
Strontiane	0,002	0,002	0,002	0,003	0,003	0,003
Magnésie	0,097	0,108	0,107	0,088	0,064	0,105
Potasse	0,182	0,192	0,196	0,148	0,228	0,163
Soude	2,488	2,536	2,445	2,501	2,500	2,560
Matière bitumineuse	traces	traces.	traces.	traces.	traces.	traces.
Totaux	7,997	8,042	7,916	8,877	8,302	8,327

Poids des résidus de sels fixes, déterminés expérimentalement; sommes inscrites ci dessus; rapports centésimaux

Poids des résidus fixes	5,208	5,248	5,160	5,201	5,264	5,320
Poids des sels neutres	5,249	5,351	5,181	5,244	5,326	5,388
Les poids des résidus fixes sont à ceux des sels neutres comme 100 est à	100,76	101,93	100,40	100,76	101,17	101,27

acides et basiques, contenues dans 1 litre de chacune des eaux
bassin de Vichy.

VICHY.			VAISSE.	HAUTE-RIVE.	SAINT-YORRE.	ROUTE de CUSSET	CUSSET.		
NOUVELLE SOURCE DES CÉLESTINS.	PUITS BEORDON.	PUITS DE L'ENCLOS DES CÉLESTINS.	PUITS de VAISSE	PUITS D'HAUTERIVE.	SOURCE DE SAINT-YORRE.	PUITS DE MESDAMES.	PUITS DE L'ABATTOIR.	PUITS DE SAINTE-MARIE.	PUITS ÉLISABETH.
4,647	5,071	5,1	4,331	5,610	4,927	5,020	5,376	5,329	5,480
0,177	0,177	0,177	0,137	0,164	0,153	0,141	0,164	0,192	0,192
traces.	0,076	0,014	0,088	0,025	traces.	traces.	traces.	traces.	traces.
0,002	0,001	0,002	0,001	0,001	0,001	0,002	0,002	0,002	0,002
traces.	traces.	traces.	traces.	traces.	traces.	traces.	traces.	traces.	traces.
0,344	0,345	0,334	0,318	0,334	0,324	0,222	0,334	0,283	0,293
0,065	0,055	0,065	0,041	0,071	0,052	0,032	0,032	0,025	0,034
0,020	0,002	0,013	0,002	0,000		0,012	0,018	0,024	0,010
traces.	traces.	traces.	traces.	traces.	traces.	traces.	traces.	traces.	traces.
0,372	0,239	0,276	0,265	0,168	0,200	0,236	0,283	0,217	0,275
0,003	0,003	0,003	0,003	0,002	0,003	0,002	0,003	0,002	0,002
0,177	0,068	0,076	0,122	0,160	0,153	0,136	0,170	0,148	0,117
0,120	0,131	0,273	0,115	0,098	0,121	0,098	0,142	0,133	0,131
2,124	2,500	2,486	1,912	2,368	2,409	1,957	2,831	2,914	2,897
traces.	traces.	traces.	traces.	traces.	traces.	traces.	traces.	traces.	traces.
7,951	8,087	9,248	7,235	9,039	8,378	7,866	9,054	8,720	8,972

des sels neutres calculés d'après les proportions d'acides et de bases existant entre ces deux quantités.

4,808	5,280	5,456	4,408	4,960	5,120	4,420	5,480	5,092	5,160
4,883	5,233	5,333	4,355	5,038	5,148	4,334	5,572	5,152	5,238
101,56	100,05	101,41	98,79	101,57	100,54	98,10	101,68	01,17	101,87

TABLE DES MATIÈRES.

18889   PARIS. — Typographie de RENOU et MAULDE, rue de Rivoli, 144.